高玉瑃临证经验撷英

主编　王艳君　崔林华

中国中医药出版社
·北　京·

图书在版编目(CIP)数据

高玉瑃临证经验撷英/王艳君,崔林华主编.—北京：中国中医药出版社,2017.9
ISBN 978-7-5132-4374-2

Ⅰ.①高… Ⅱ.①王… ②崔… Ⅲ.①针灸疗法-临床应用-经验-中国-现代 Ⅳ.①R246

中国版本图书馆 CIP 数据核字(2017)第 181692 号

中国中医药出版社出版

北京市朝阳区北三环东路 28 号易亨大厦 16 层
邮政编码　100013
传真　010 - 64405750
廊坊市三友印务装订有限公司印刷
各地新华书店经销

开本 880×1230　1/ 32　印张 8.5　字数 186 千字
2017 年 9 月第 1 版　2017 年 9 月第 1 次印刷
书号　ISBN 978 - 7 - 5132 - 4374 - 2

定价　35.00 元
网址　www.cptcm.com

社 长 热 线　010 - 64405720
购 书 热 线　010 - 89535836
维 权 打 假　010 - 64405753

微信服务号　zgzyycbs
微商城网址　https://kdt.im/LIdUGr
官方微博　http://e.weibo.com/cptcm
天猫旗舰店网址　https://zgzyycbs.tmall.com

编委会

序

　　夫针刺之道,源于岐黄,达之四海。昔有扁鹊华佗、文伯甄权,后有窦默高武、徐凤吴崑,无一不是杏林之翘楚、中医之领袖。时至当代,针道大兴,人才辈出,百家争鸣,各有著述。本书编者王艳君教授,其人勤而好学,素以继承岐黄、弘扬针道为志。其硕博士期间师从刘炎和李鼎教授,潜心针道,溯本求源,奠定了扎实的针灸功底,后又师承于燕赵针灸名家高玉瑃先生,从事针灸教学、临床三十余载,为燕赵高氏针灸学术流派之重要继承人。为推动燕赵针灸事业,经高玉瑃先生同意,其将燕赵高氏家传之针灸经验汇集成册。

　　该书编撰历经三年有余,期间反复推敲,几易其稿,最终得以完成。书中梳理学术之渊源,阐明高氏针法之特色,详述实用之方法,分享针灸之心得。篇篇玉版,字字珠玑,虽不能穷尽针灸之瀛渤,却足以得窥岐黄之一端,实为小中现大、针道指月之作。余览此书,感受良多,一为燕赵高氏针法之笃实,二为后学之不可轻视。吾之后辈知天命之年而有此著作,实可为其于岐黄之术登堂入室之印证,故欣慰之余为之序。

丁酉年　程连湖

我的父亲高季培

——暨高季培小传

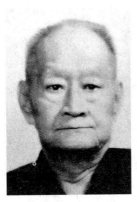

高季培先生

高公季培,生于1908年,原籍浙江绍兴,生长于北京。青年时喜爱京剧、武术,善于书法。

曾在大陆银行工作甚佳。由于对祖国中医药的向往,毅然辞去银行工作,考入北平国医学院学习。毕业后先拜北平名医肖龙友、孔伯华为师,后又拜温病专家郭眉臣、针灸专家(北平国医学院教师)王春园为师。1937年开始在北平悬壶。

"七七"事变后迁居天津继续行医,直到1949年解放。后响应中央政府号召,组建中医针灸实验联合诊所,并在天津市中医进修学校学习现代医学。1955年在天津中医门诊部工作,任针灸科副主任,同年受聘为天津西医离职学习中医研究班教师。

1958年天津中医学院成立,担任针灸组组长,率领组员研究腧穴定位,并编写《针灸横竖标准取穴法》一书供学院内部使用,未公开发表。在全国统一高等教材出版之前,曾编写针灸学教材供学院教学使用(学院自印)。1969 年迁居河北石家庄后,任河北新医大学(现河北医科大学)针灸教员组组长,兼任河北新医大学六二六门诊部针灸组组长,担任教学和临床负责人。后因身体原因在家病休,休养期间仍继续为患者医治,尽管如此仍手不释卷,钻研医术。

1987 年患急性心梗,因医治无效,在家中去世,享年 80 岁。

高玉瑃

丁酉年春

目　录

学术思想篇
1

针灸临床篇
57

心得心悟篇

199

学术思想篇

高玉瑃教授承袭父业，从事针灸临床及教学工作60余载，不仅有丰富的临床经验，还具备深厚的针灸理论基础，正是因为如此，高玉瑃才能对燕赵高氏针法进行整理和发扬，并逐步形成"燕赵高氏针灸学术流派"。高玉瑃在临证时，重视调整督脉在治疗各种疾病时的作用，讲究治病求本，固护脾胃，提倡子午流注针法及针药并用，重视未病先防和养生保健，并将这些理念进行归纳总结，使之成为燕赵高氏针灸学术流派重要的学术思想，并直接以此指导临床治疗。本章将主要从这些方面重点介绍高玉瑃的针灸学术思想特点。

第一节　辨证论治　辨经辨时

中医学理论体系的三大基本特点——整体观念、恒动观念、辨证观念，其中辨证观念是中医学运用矛盾的、整体的和运动的观点看待生命、健康和疾病的发生发展变化的思想。中医学认为一切事物都有着共同的物质根源,一切事物都是动态变化的,各事物之间是相互联系、相互制约的,生命、健康和疾病是普遍联系和永恒运动变化着的。生命的生、长、壮、老、已,健康和疾病的变化是机体自身所固有的阴阳矛盾发展变化的结果。高玉瑸临证多年,经验丰富,十分重视中医理论在实践中的应用,经常教导学生要从整体、全面、运动、联系的观点而不是局部、片面、静止、孤立的观点来认识健康与疾病。在整个辨证过程中,要善于透过现象把握证的本质,全面综合分析,不拘泥于一点。由于疾病的发展千变万化,其症状表现往往复杂多样,在临床上常可见到患者的症状分属不同的证型,甚至是互相矛盾的两个证型也不足为怪,故只有深入细致地分析各个症状之间的关系,辨别病证的主要方面,才不会被一时的假象所迷惑,做出正确的辨证,为治疗提供正确的理论指导。根据针灸治疗的临床特点,高玉瑸善于经络辨证与时间辨证,笔者跟师数年,点滴所得,与同道共享。

一、牢记经脉循行,归经辨证

《素问·移精变气论》云:"毒药治其内,针石治其外。"正是由于内治、外治在方法上的差异,因此辨证论治的程序也会有所不同。许多针灸大师对经络辨证都十分重视,如国医大师程莘农曾指出,经络辨证是以经络学说作为理论基础来概括经络病变的临床表现以及经络、脏腑病变时的相互影响,总结出病变表现时的一般规律,实现以病归经,以经知脏,准确诊断。施术时强调"宁失其穴,勿失其经",表现了对经络的高度重视。正如《灵枢·刺节真邪》所说:"凡用针者,必先察其经络之实虚,切而循之,按而弹之,视其应动者,乃后取之而下之。"因此,经络学说是针灸临床治病的根据,在针灸临床上一定要十分强调经络理论。

高玉瑃也十分强调经络理论对针灸临床诊治的指导作用,常常教导我们:由于针灸治病是选取腧穴,或针或灸,或补或泻,是通过经络内联脏腑、外络肢节的统一关系,从而发挥调经络、通血气、温阳起陷、补虚泻实等作用,因此论治时明辨病在何部位、属于何脏何经尤为重要。有了病所和经络联系的概念才能处方配穴,故经络学说是针灸辨证论治的主体基础。这些均是建立在牢记经脉循行的基础上的,只有熟悉经脉循行,才能循经取穴,辨证施治。通过辨证归经,明确病部、病位的诊断方法,是针灸辨证的特点,具体表现为以下几点。

(一)发现异常反应

经络是人体气血运行的通路,通过经络系统的联系,人体内外上下、脏腑肢节、身体各部组织器官联成为一个有机的整体。腧穴是人体脉气输注于体表的部位,因此内脏有病,常可通过经络反映到体表,在分析临床病候的基础上,对相关经脉和腧穴进行审、切、循、按、扪、测的检查,可发现异常反应(压痛点或阳性结节),从而辨明病变为何经、何穴,可为整体辨证提供依据。高玉瑃在临床上极重视体表穴位的压痛检查,借以分析内部脏器的病变情况。一般急性病压痛较显著,慢性病压痛范围较小。正如《灵枢·背腧》所云:"则欲得而验之,按其处,应在中而痛解,乃其俞也。"如咳呛病在肺俞处有反应,按之舒服;脏躁病反应点在心俞;溃疡病反应点在胃俞;胆囊病在胆俞有压痛;月经病及失眠在三阴交穴有压痛;精神分裂症在血海穴有压痛……在这些压痛点进行治疗,往往可收事半功倍之效。也就是说,发现异常反应既可诊断疾病,也可治疗疾病。这种从局部循诊协助诊断、治疗已为临床所认同。

（二）辨别病属何经

十二经脉各有其循行途径，不论是脏腑病变还是经络病变，均可出现对应经脉的病变反应，临床诊断时可按照发病部位属于何经循行而加以区别。例如头痛，痛在前额眉棱骨处多与阳明经有关，痛在头两侧多与少阳经有关，痛在后头则多与太阳经有关，痛在颠顶则多与肝经有关。再如两胁肋部胀痛，当责之足厥阴肝经。

（三）审查病候特点

由于十二经脉的生理功能不同，因而在病理状态下出现的病候也不相同，临证时则可根据这些特点进行审证分析以确定病位。《素问·脏气法时论》讲"胸中痛，胁支满，胁下痛，膺背肩胛间痛，两臂内痛"属"心病也"。再如症见胸部胀满，咳喘，锁骨上窝及肩背疼，臑臂内前廉痛便是肺经的病候。这也是临床常用的审证分经诊断法。

（四）分析络属关系

疾病的发生和发展是错综复杂的，同一种病在不同的阶段可表现为不同的症状。因此，临证时必须根据经络的特点和脏腑病机分析进行辨证。例如咳喘症状，《黄帝内经》云"五脏六腑皆令人咳，非独肺也"，故咳喘既可见于肺经、脾经，也可见于肾经病变。肺气宣降失常而咳喘，并可见经脉循行部位缺盆、上肢内侧前缘痛；脾经循行"上膝股内前廉，入腹"，故脾咳常常表现为胁下方隐痛，亦可痛甚，动则加重咳嗽；而足少阴经脉从肾上贯膈入肺脏，如肾虚不纳气也可出现咳喘，但此症状往往出现在耳鸣、腰酸、浮肿之后，并可见心如悬若饥状、善恐、心惕惕如人将捕之、烦心心痛及经脉循行脊、股内后廉痛等症。如此便可知其他脏腑的病变皆会导致咳喘，则临床上治咳不只是要治肺，也要考虑其他脏腑的功能失调对肺气宣降的影响，从而做到根据不同的病位、病证而选取不同的针、药，使针、药正确归经，才会收到良好的功效。由此通过脏腑经络辨证，便可对类同的症状加以区别，确定不同的治则治法。

二、牢记脏腑时辰，据时辨证

据时辨证源于子午流注，子午流注是古代中医医家发现的一种规律，即人体中十二条经脉对应着每日的十二个时辰，由于时辰在变，因而不同经脉中的气血在不同的时辰也有盛有衰。中医哲学主张天人合一，认为人是大自然的组成部分，人的生活习惯应该符合自然规律。把人的脏腑在十二个时辰中的兴衰联系起来看，环环相扣，十分有序。一天有十二个时辰是古代的一种计时方法，用十二地支作为代表，一个地支代表一个时辰，即子时、丑时、寅时、卯时、辰时、巳时、午时、未时、申时、酉时、戌时、亥时。现代历法一天有二十四小时，用二十四小时和十二时辰配合，就得出一个地支时辰代表两个小时。每天的时辰从子时开始，每天与子时相应的时间是 23:00～1:00，其余时辰和时间按其顺序推算。地支配合脏腑经络是按各经气血流注的顺序去配合一天中十二个地支时辰的，它说明了人体十二经脉气血流注的概况，子午流注针法纳子法就是根据地支配合脏腑经络来取穴进行补泻治病的。它们的配合按《针灸大全·十二经纳地支歌》歌诀"肺寅大卯胃辰宫，脾巳心午小未中，申膀酉肾心包戌，亥焦子胆丑肝通"，把十二脏腑经络配属于一天中的十二时辰，一地支时辰配属一脏腑经络，地支从寅时开始，脏腑经络从肺（经）开始，一天十二个时辰为一周。现将地支配合时辰、时间和脏腑经络具体列表说明（表1）。

表 1　地支配合时辰、时间与脏腑经络

地支	时辰	时间	脏腑	经络
寅	寅时	3～5	肺	手太阴
卯	卯时	5～7	大肠	手阳明
辰	辰时	7～9	胃	足阳明
巳	巳时	9～11	脾	足太阴
午	午时	11～13	心	手少阴
未	未时	13～15	小肠	手太阳
申	申时	15～17	膀胱	足太阳
酉	酉时	17～19	肾	足少阴
戌	戌时	19～21	心包	手厥阴
亥	亥时	21～23	三焦	手少阳
子	子时	23～1	胆	足少阳
丑	丑时	1～3	肝	足厥阴

　　高玉瑃16岁即开始跟随其父学医,家传有子午流注针法。由于从小耳濡目染,因此高玉瑃对子午流注针法和灵龟八法、飞腾八法等这一类按时间取穴的方法非常重视,并将其广泛应用于临床,取得了良好的疗效。其重视辨证,辨证方法多样,善于将子午流注应用于辨证之中。依据十二经脉配十二时辰,便可根据发病的时间来推测病变的经脉脏腑完成辨证,也可以说是以发病时间作为诊断治疗的标准,即无论发病时间内的证候是本经或非本经的表现,治在本经。如:酉时咳喘,治在肾;酉时腹泻、头痛等,仍治在肾。

三、牢记辨证论治,因证施术

　　辨证论治为辨证和论治的合称,是中医学三大基本特点的具体体现。辨证论治既是中医学认识疾病和治疗疾病的基本原则,又是诊断和防治疾病的基本方法,是中医学学术特点的集中表现,也是中医学理论体系的基本特点之一。其中,"证"是机体在疾病发展过程中的某一阶段的病理概括。由于它包括了病变的部位、原因、性质,以及邪正关系,反映出疾病发展过程中某一阶段的病理变化的本质,因而它比症状更全面、更深刻、更准确地揭示了疾病的本质。辨证论治就是在中医理论的指导下,对四诊所获得的资料进行分析综合,概括判断出证候,并以证为据确立治疗原则和方法,付诸实施的过程。辨证是决定治疗的前提和依据,论治是治疗疾病的手段和方法。通过论治可以检验辨证的正确与否。辨证论治的过程,就是认识疾病和解决疾病的过程。辨证和论治是诊治疾病过程中相互联系、不可分割的两方面,是理论和实践相结合的体现,是理、法、方、药在临床上的具体运用,是指导中医临床工作的基本原则。在中医理论指导下的辨证方法有八纲辨证、脏腑辨证、气血津液辨证、六经辨证、卫气营血辨证、三焦辨证、病因辨证等。这些辨证方法虽有其各自的特点,在对不同疾病的诊断上各有侧重,但又是互相联系和互相补充的。

高玉瑃非常重视辨证论治,无论是用药,还是用针,都将其贯穿于临床诊疗的始终。高玉瑃认为针灸治疗也是在中医理论指导下的,应遵循中医的基本理论,所以在诊治每一位患者时都在详细收集四诊资料后,总结症状和体征,判断发病原因,并结合地理环境、时令、气候与患者的体质、性别、职业等情况具体分析,找出疾病的本质,得出辨证的结论,再确定治疗法则,选方遣药、取法施术进行治疗。其临床针灸治疗方法多种多样,从不拘泥于针刺一种方法,还会用到如头针、耳针、火针、皮肤针、灸法、拔罐、推拿、放血等疗法,如用耳穴埋豆治疗急性胃痛、放血疗法治疗咽喉肿痛、头针治疗中风半身不遂等均取得了良好的临床治疗效果。高玉瑃对每一种治疗方法都有自己的临床体会,究竟哪种方法更偏重于补,哪种方法更偏重于泻,都心中有数;对辨证结果应"寒者热之",还是"热者寒之",在每次论治之前皆仔细揣摩,细心辨别,选择更适合"证"的治疗方法,因而达到了事半功倍的治疗效果。

此外,高玉瑃还提到,同一疾病在不同的发展阶段可以出现不同的证型,而不同的疾病在其发展过程中又可能出现同样的证型,因此在治疗疾病时就可以分别采取"同病异治"或"异病同治"的原则。"同病异治"即对同一疾病不同阶段出现的不同证型,采用不同的治法。例如,外感咳嗽初期,风寒、风热之邪袭肺,应当用祛邪宣肺的治疗方法;失治误治,邪气未清,入里化热,此时咳嗽通常肺热明显,治疗则须清热化痰、宣肺止咳;而咳嗽经久不愈,多有余热未尽,伤及肺阴,此时治疗则应以养阴清热为主。"异病同治"是指不同的疾病在发展过程中出现性质相同的证型,因而可以采用同样的治疗方法。比如,胃脘痛与泄泻是两种不同的疾病,但均可由脾胃虚弱所引起,治疗都可用健脾和胃之法,给予中脘、内关、足三里、脾俞等基础选穴。这种针对疾病发展过程中不同质的矛盾用不同的方法去解决的原则,正是辨证论治实质的体现。高玉瑃还指出,异病同治固然可以治好不同的疾病,但既然病种不同,其必然有不同的特点和临床表现,可能有时只有细微的差别,如果以一方不变给予治疗,其疗效可能是参差不齐的,这就要求在采用相同的治法时考虑疾病的特殊之处以及用药选穴的细微差别,这样才能体现出中医辨证论治的灵活性。

中国古代的科学思维主要是直观综合的思维方式。观察是中国传统思维的起点,由现象以辨物是其重要观察方式,而这种现象是建立在感觉器官基础之上的观察。事物的现象是宏观与微观的统一,随着科学技术的进步,人们的观察已从宏观世界进入到微观世界,既立足于感官的观察,又借助于科学仪器来延伸感官的直觉观察,以弥补其不足。中医学在辨证过程中所取得的四诊资料是靠感官直接观察而获得的,人们感觉器官直接观察的局限性决定了望、闻、问、切四诊资料的局限性。因此,辨证既要基于感官直接观察,从宏观、整体上把握疾病的现象,又要不囿于感官的直接观察,而应用各种科学方法和手段去获取感官直接观察难以取得的资料,使观察更科学、更全面,把辨证的水平提高到一个新的高度,这也是中医学现代化的一项重要任务。

仲景曾有治病十二字真言"观其脉证,知犯何逆,随证立方",是告诫后人要治病求源,辨证论治,这与高玉瑃的治病观念不谋而合。高玉瑃善用小小银针起重疾,祛顽疴,取得良好的临床疗效,是与其辨证准确、论治精妙密不可分的。高玉瑃认为临证之际应根据四诊来认识主证,分析证候,明确病机,按病机立法、遣方、用针、用药,如此才能达到"谨守病机,各司其属"的境界。中医讲的是"有是证用是药",用针亦如此,只有真正掌握了辨证论治这个精髓,才能举一反三、一通百通。虽然疾病的病因多种多样,变化万千,但我们心中有数,以不变应万变,如此才能做到真正意义上的有的放矢,才能不断地提高临床疗效。

第二节 调督诸法 独具特色

督脉总领诸经,为经脉之海。高玉瑃在长达60余年的临证过程中,精研医典,学习创新,提出应重视督脉选穴以治疗多种疾患的治疗思路。本节从高玉瑃应用督脉对穴治疗疾病的临床体会入手，详细介绍燕赵高氏针灸学术流派"善用督脉治疗诸疾"的针法特色。

督，本义为观察、审察，《说文解字》将其引申为总督、统率之义，滑伯仁《十四经发挥》言"督之为言都也，行背部之中行，为阳脉之都纲"。督脉主干行于背部正中，入属于脑。"脑为元神之府"，"头为诸阳之会"，因此，督脉有督领全身阳气、统率诸阳经的作用。《素问·骨空论》曰："督脉者……至少阴与巨阳中络者，合少阴上股内后廉，贯脊属肾，与太阳起于目内眦，上额交巅上，入络脑……夹脊抵腰中，入循膂络肾……其少腹直上者，贯脐中央，上贯心……"根据其循行可见督脉与冲、任相互交通，下起于胞中，上及于头、脑，前贯心，后贯脊，且督脉又归于髓海，故正如玉冰所说，"以其督领经脉之海也"。督脉不仅是"阳脉之都纲"，还为"经脉之海"，总领诸经，为十二经之纲领及动力，调节阴阳，是全身经络、脏腑气血转输的枢纽。

在其循行分布过程中，督脉与各阳经有所交会的穴位，如手足阳经与督脉交会于大椎穴，阳维脉交会于督脉的风府穴、哑门穴，还与足厥阴肝经于颠顶交会于百会穴，带脉约束诸纵行经脉从督脉（第二腰椎）分出。基于督脉的循行规律，督脉本经的腧穴主要用于治疗神志病、头部疾病、腰骶部疾病及相应的内脏疾病。此为督脉对穴的配伍应用提供了理论依据。《庄子·内篇·养生主》曰："缘督以为经，可以保身，可以全生，可以养亲，可以尽年。"因此以督脉腧穴为主选穴组方可以治疗诸多疾病，现总结如下。

一、哑门风府益肾健脑调神志

高玉瑃临证时，常以哑门、风府配伍以发挥益肾健脑调神志的作用,主要应用于中风和失眠等的治疗。督脉"贯脊属肾,入属于脑",《医学衷中参西录》曰"脑为髓海,实由肾中真阴真阳之气酝酿化合而成,缘督脉上升而贯注于脑",可见督脉为精气升降之道路。肾精充养脑髓,赖督脉经气之转输与灌注上输充于脑。高玉瑃认为中风病病位在脑,脑为"元神之府",脑髓的充养又赖于肝肾之精的上乘,故治疗中风病以调督通脑、滋水涵木为治疗原则,治疗时强调调督通脑以平阴阳调神机、滋水涵木以复精髓这一治疗关键,临床应用时以督脉哑门、风府对穴配伍为主穴,辅以天柱、风池等穴进行治疗,同时固护中焦脾胃,常取中脘、天枢、阴陵泉、公孙等穴,结合巨刺、缪刺,谨察气血盛衰。在疾病初期,只针健侧,随着患肢气血渐复,则采取患侧快针、健侧留针的方法。在中风病恢复初期,留针时间宜短,为15分钟,气血渐复后,留针时间增至20分钟;此外注重下针顺序以针御神,以针调气。在中风恢复期,进针时从上至下针刺,使亢盛的风阳下行,下虚之肝肾得到滋养,出针亦然。而对于失眠的治疗,高玉瑃认为失眠是营卫失和、脾胃不调所致,确立调督安神、健脾和胃为治疗原则。治疗时首先针刺天枢、中脘、阴陵泉,健脾和胃以安神之本;继而针刺哑门、风府、百会、神庭调整督脉,调和营卫以安神;最后针刺心、肝、肾经之原穴,滋水涵木以调和心神,共同起到调督安神、治疗不寐的作用。出针时注意区分补泻,治疗不寐虚证时采用"补益出针法",留针时间宜短(不超过20分钟),针刺和出针手法宜轻柔,出针时尽量让患者局部产生"后遗感";治疗不寐实证时,采用"清泻出针法",留针时间宜长(30~60分钟),可用重手法、强刺激,针刺期间可反复施术以保持较强针感,出针时微提其针,摇大针孔而随即出针。

督脉行脊里,联系心,入络脑,与心、脑关系密切;肝肾之精可通过督脉上乘于脑,化为脑髓。故以督脉哑门、风府相配伍为主穴,通过调整督脉直达病所,对于治疗中风和神志病可起到事半功倍之效。中风病患者常伴有言语不利等症状,《针灸甲乙经》指出哑门穴"一名舌横,一名舌厌,在项后,发际宛宛中,入系舌本,督脉、阳维之会",具有开音治哑、治疗失语的作用,是不少医家治疗中风后失语的特效穴。《灵枢·海论》曰:"脑为髓之海,其输上在于其盖,下在风府。"风府穴具有通调督脉经气的作用,可开窍启闭以复元神,治疗神志病。

针刺风府、哑门穴虽然疗效显著,但存在针刺意外或风险。苏渊等在早年便报道过一例患儿因针刺哑门穴后突然发生头痛、呕吐、血性脑脊液,确定为蛛网膜下腔出血的案例。李莉芳等也曾报道过一例患者因针刺风府穴后出现头痛加重,伴恶心、呕吐等症状,确诊为蛛网膜下腔出血损伤的案例。《席弘赋》曰:"从来风府最难针,却用功夫度浅深。"这是由于该穴位解剖位置在第1、2颈椎棘突之间,其内深面为高位颈髓,紧邻生命中枢——延髓,针刺过深或不当会引发意外,针刺过浅则不能"得气"。故高玉瑃强调针刺时必须注意针尖方向和针刺深度,针刺时嘱患者伏案正坐位,使头微前倾,项肌放松,向下颌方向缓慢刺入 0.5～1 寸。针尖不可向上,以免刺入枕骨大孔,误伤延髓。

二、大椎百会调和诸阳通络脉

高玉瑃临证时,常以大椎、百会配伍发挥调和诸阳通络脉的作用,主要用于面瘫和头痛的治疗。督脉为"阳脉之海",有统率诸阳经的作用;而"头为诸阳之会",手足三阳经皆上注于面。调理督脉经气,提纲挈领,振奋诸阳,可使头面诸经神有所归,气有所定,达到以调督脉为始,以通经络为终的治疗目的。高玉瑃认为大椎、百会调和诸阳通络脉,因此治疗面瘫、头痛时常作为主穴进行配伍应用。大椎穴是手足三阳经与督脉的交会穴,《古法新解会元针灸学》指出大椎"是督脉之结,统乎三阳而助卫气",《针灸穴名解》认为大椎"可以调益阳气之总纲",故针刺大椎穴能振奋阳气,疏通督脉,既可益气补虚,又能通调诸经,从而达到调节阳经气血之功效。百会与手足三阳、足厥阴交会,《针灸甲乙经》称之为"三阳五会",针刺百会补之可温经散寒,泻之可疏通经络。《素问·脉要精微论》云:"头者,精明之府。"脑为元神之府,头为诸阳之会,针刺百会穴可激发经气,醒脑开窍。

高玉瑃治疗面瘫,以调督通络、健脾和胃为治疗原则,以大椎、百会对穴配伍为主穴。治疗时首先以毫针针刺大椎、百会督脉穴位,得气后马上出针不留针,以调理督脉经气,振奋诸阳,进而使卫气充盈,则六淫之邪不能侵犯经筋经脉,并可宣散外来之邪;其次针刺天枢、中脘、合谷、足三里,重在调理脾胃,以激发中焦阳气,壮气血生化之源,所谓"正气存内,邪不可干";最后局部选穴,浅刺头面部丝竹空、承泣、颧髎、地仓、颊车、迎香等穴调整阳明经筋。如此针刺以引导气血运行,调节气机,调整督脉,振奋阳气,从经筋、经脉、脏腑等不同层次调整经气,实现调督通络治疗面瘫的目标。

治疗头痛时,以调督通络为治疗原则,以大椎、百会对穴配伍为主穴。"督脉者,起于下极之俞,并于脊里,上至风府,入属于脑"(《难经·二十八难》),在治疗时首先选用百会、大椎督脉腧穴调理督脉经气,直接疏通脑络。再寻得头痛局部痛性筋结,行合谷刺以掘通阻碍经络气血运行之瘀塞。对于头痛发作有时者,根据其发作时间,配以子午流注纳子法开穴进行治疗;对于发作无时间特点的顽固性头痛,则根据患者具体情况,配合针刺子午流注纳子法或纳甲法中与病证相合的应时开穴进行治疗。最后根据头痛部位选取燕赵高氏经验组穴进行针刺:偏头痛者选择风池、丘墟;前额痛者选择攒竹、解溪;后头痛者选择天柱、昆仑;颠顶痛者选择百会、涌泉。针刺时先针刺远道腧穴以"过之",再针刺局部腧穴以"脱之"。如此治疗往往能够达到迅速止痛的效果。

三、至阳膈俞宣通心阳行气血

高玉瑃临证时,常以至阳、膈俞配伍发挥宣通心阳行气血的作用,主要用于心痹和眩晕(高血压病)的治疗。督脉为"经脉之海",总领诸经,为十二经之纲领及动力,可调节阴阳,为全身经络、脏腑气血转输的枢纽。

"心痹"即心受邪侵,致血脉、经络、脏腑、气血闭阻,不得宣行而发生的以心胸闷痛为主要证候的病证。孙吉山治疗心痹重视扶助中气,以健脾益肺、调心通脉为法,认为"胃有生气,则心气当蒸蒸而自充"。李创鹏等治疗心痹以补肾培土为法,多选肾经、脾经穴位以求气血充盈,上奉于心,心得其养,血脉通畅。高玉瑃治疗"心痹",以宣通心阳、调畅气血为治疗原则,以至阳、膈俞对穴配伍为主穴。至阳穴,至者,极也。在人体中,横膈以下为阳中之阴,横膈以上为阳中之阳,至阳穴便是阳中之阴到达阳中之阳的地方,也就是背部阴阳交关的地方。因此刺之或灸之或点按督脉中阳气至盛之处的至阳穴皆可激发督脉经气,振奋胸中之阳气,以温阳宽胸,缓解不通、不荣之痛。膈俞,《类经图翼》曰"此血会也",因此膈俞善治血证,有活血养血之功,且其所属的足太阳膀胱经与督脉相邻。针刺膈俞、至阳形成"三针齐刺",旨在加强宣通心阳、调畅气血的作用。齐刺法又称"三刺"，为《灵枢·官针》"十二刺"之一，其曰："齐刺者，直入一，傍入二，以治寒气小深者，或曰三刺，三刺者，治痹气小深者也。"齐刺多用来对病气所存较小而深的部位进行施治，以痛证和痹病为主。高玉瑃采用齐刺法三针齐刺，扩大了针刺作用范围，使针刺直达病所，以疏通督脉、行气活血，调节脏腑与督脉气血阴阳的平衡，使气能行血，环流周身，血能养气，血足则气旺，从而达到宣通心阳行气血的效果。

治疗高血压病（眩晕），则以调和气血、平衡阴阳为治疗原则。以至阳、膈俞对穴配伍为主穴，"气主煦之""血主濡之"，至阳与膈俞合用可起到调畅督脉、气血双调的作用。临证时，再配合阴陵泉、三阴交、血海、足三里、中脘等穴位，旨在调和脾胃以实现调和气血之功；配合太溪、涌泉，调节肾阴肾阳进而实现调整脏腑阴阳的目的；同时配伍使用足少阳胆经的风池，以和调肝胆，潜阳息风。肝胆互为表里，此组配伍，一上一下，一表一里，疏泄肝胆，疏木实土，实现调畅气机之功。高玉瑃特别指出，百会穴位于督脉上，又是三阳五会，具有较强的提升阳气的作用，当"气血逆乱"时，出现血压较高或是血压不平稳者，当考虑到其"上盛"之病机，若此时针刺督脉百会恐会引发气血逆行，助推气血喷发之势，因此此时当慎用督脉百会等头部腧穴，以免扰动上焦气血致使血压升高，只针远端腧穴。

四、阳关人中补益肾阳理筋脉

高玉瑃临证时，常以阳关、人中配伍，发挥补益肾阳理筋脉的作用，主要用于项痹和腰痹的治疗。《灵枢·营气》云："循巅，下项中，循脊，入骶，是督脉也。"《素问·骨空论》言："督脉为病，脊强反折。"根据督脉的循行部位,调节督脉可用来治疗相关部位的疾病,正所谓"经脉所过,主治所及"。

腰阳关,为下焦蓄积元气之处,为腰部运动之枢。针刺此穴可以调肾气,灌注督脉,激发元气而使筋脉得养。腰阳关是治疗腰腿痛的最常用穴的腧穴之一,而腰阳关居于下,根据《灵枢·终始》"病在上者,下取之;病在下者,高取之",故除腰痹取腰阳关的同时可以治疗上半身的痹病。人中穴具有疏通经络、疏筋利脊的功效,治疗项背强痛、急性腰痛常有立竿见影之效,是止痛要穴之一,正如《玉龙歌》中说的"强痛脊背泻人中,闪挫腰酸亦可攻"。

高玉瑃治疗项痹,以调督理筋、健脾和胃为治疗原则,以腰阳关、人中对穴配伍为主穴。临证时配合选取大椎、后溪以调和督脉,振奋阳气,通阳御邪蠲痹;配伍中脘、足三里以补益脾胃,运化痰湿,以除着痹;兼用绝骨、阳陵泉调补肝肾,壮骨柔筋益髓;对于项痹中的痹痛和眩晕较重的患者,高玉瑃往往先针刺人中、外劳宫,进针得气后,施以捻转手法,并嘱患者缓缓活动头颈,逐渐加大活动的幅度,当疼痛、眩晕缓解后,再针刺其他穴位。

治疗腰痹时,以调督理筋为治疗原则,以腰阳关、人中对穴配伍为主穴,通过调和督脉、理筋通络,使经脉通畅、气血旺盛,实现"通则不痛""荣则不通"的目的。临床治疗时配伍使用命门、后溪、腰夹脊穴、八髎及膀胱经之肾俞、大肠俞以理筋通络,并依据患者疼痛部位予以相应的配穴。针刺时采用中等强度刺激,对于急性腰扭伤,先针刺人中通调督脉之气逆,有疏通气血、散结化瘀和解痉镇痛的作用。进针得气后,嘱患者缓缓活动扭伤部位,逐渐加大活动幅度和范围,待疼痛缓解后,再按一般腰痹进行治疗。

高玉瑃重视督脉穴位的应用,体现了家传的经验用穴特色,临证配穴时以督脉对穴为主,脏腑经络辨证为辅,是"督脉治疗诸疾"学术思想的具体体现。调督系列针法在长期的临床实践中,逐渐形成"督脉对穴"的经典配伍。治疗不同疾病还需重视穴位组方、针法操作、留针出针等特色,如以调督通脑针法治疗中风、调督安神针法治疗失眠、调督和胃针法治疗面瘫、调督通络针法治疗头痛、调督理筋针法治疗项痹、腰痹等。临证治疗时除考虑选穴组方因素外,针法操作强调下针有序,调顺气机;重视补泻手法,实现补虚泻实;倡导出针留针,调补泻三者兼施。此外高玉瑃家传善用子午流注针法,以求穴证相合。上述高玉瑃重视应用督脉穴位的经验,对针灸临床具有一定的借鉴价值。

参 考 文 献

[1] 苏渊,陈惠馨,陈长策,等.针刺哑门穴致蛛网膜下腔出血一例[J].上海针灸杂志,1985,03(014):22.

[2] 李定明,李英.针刺风府、哑门穴的研究[J].上海针灸杂志,1991,4(20):29-32.

[3] 齐丽珍.孙吉山老师学术经验介绍[J].上海针灸杂志,1996,15(2):1.

[4] 李创鹏,张艳玲,刘培中,等.针刺补肾培土法治疗冠心病心绞痛70例[J].中国中医药信息杂志,2005,12(1):76-79.

[5] 蔡晓刚.膈俞穴的临床应用[J].针灸临床杂志,2005,21(4):45-46.

[6] 李莉芳,丛莘,金庆文.针刺风府穴致蛛网膜下腔出血损伤[J].中国针灸,2008,04(021):292.

[7] 朱现民.人中穴的急救应用探究[J].中国中医急症,2011,20(10):1594-1596.

[8] 黄青,何晓燕.浅谈心痹的辨证论治[J].四川中医,2011,29(5):30-32.

[9] 季兴,李红波.哑门刺血结合语言康复治疗脑梗死单纯性运动性失语[J].中国针灸,2011,31(11):979-982.

［10］杨军雄,张玉学,蒋凤仙,等.督脉论治为主治疗面瘫临床观察[J].上海针灸杂志,2012,31(10):721-722.

［11］王寒雪,师强华,李明磊.以风府、哑门为主穴针刺治疗小儿痉挛型脑瘫疗效观察[J].世界中西医结合杂志,2013,8(3):272-274.

［12］孔莹,周猜,曾白玉,等.浅谈至阳穴治疗胸痹[J].针灸临床杂志,2013,29(6):58.

［13］李具宝,熊启良,屈尚可,等.近10年针灸治疗腰椎间盘突出症选穴规律的探讨[J].中国针灸,2013,33(7):668-672.

［14］谢秀俊,陈日新,付勇,等.温和灸不同状态腰阳关穴治疗腰椎间盘突出症疗效比较[J].中国针灸,2014,34(11):1077-1080.

［15］马恰恰,李艳,曹莲瑛.试述失眠从督脉论治[J].江苏中医药,2014,46(5):9-10.

［16］牟成林,李朋朋,沈向楠,等.调督理筋针法结合展筋活血方治疗神经根型颈椎病临床研究——燕赵高氏针法临床应用[J].时珍国医国药,2015,26(6):1406-1408.

［17］王艳君,崔林华,袁军,等.高玉瑃治疗面瘫经验撷要[J].中国针灸,2015,35(5):479-482.

［18］崔林华,邢潇,薛维华,等.高玉瑃教授针灸治疗头痛经验撷要[J].中国针灸,2015,35(12):1285-1287.

［19］韩一栩,王艳君,王晔博,等.高玉瑃治疗中风病经验撷要[J].世界针灸杂志,2016,26(1):42-48.

［20］申瑞玉,陈小刚,牛文明,等.血管性痴呆的针刺研究进展[J].甘肃中医药大学学报,2016,33(3):103-105.

［21］邢潇,王艳君,崔林华,等.高玉瑃应用子午流注针法经验撷要[J].广州中医药大学学报,2016,33(4):612-615.

［22］王艳君,韩一栩,齐丛会,等.高玉瑃治疗不寐经验介绍[J].中国针灸,2016,36(6):629-632.

［23］赵晋莹,王富春.《腧穴主治·国家标准》神志病的"同功穴"分析[J].中国针灸,2016,36(12):1331-1334.

［24］王艳君,邢潇,崔林华,等.高玉瑃教授关于"用针有序,调顺气机"的经验介绍[J].中国针灸,2016,36(1):78-80.

[25] 李朋朋,王晔博,刘威萍,等.高玉瑃教授针灸治疗项痹经验总结[J].陕西中医,2016,37(12):1646-1648.
[26] 高玉瑃针灸治疗高血压病经验总结[J].中国中医药信息杂志,2017,24(2):101-103.
[27] 黄壮,霍金,赵同琪.齐刺电针扳机点治疗原发性三叉神经痛疗效观察[J].中国针灸,2017,37(1):31-34.

第三节　健脾和胃　治病求本

高玉瑃秉承李东垣重视脾胃的思想,认为脾胃为后天之本、气血生化之源,故从事中医临床工作60余年来,在运用针灸治疗面瘫、失眠等内外妇儿各科疾病时,时刻不忘固护脾胃。本节主要从选穴组方调和脾胃、内伤杂病调补脾胃、外感疾病慎补脾胃等方面对高玉瑃"调和脾胃"针法经验总结如下。

一、选穴组方,调理脾胃

高玉瑃在临床治疗时非常重视调理中焦脾胃,认为脾胃居于中土,是气血生化之源和后天之本,疾病的发生多责于脾胃,脾胃不和则百病始生,而调理脾胃可补益气血,扶正祛邪,治愈疾病。《素问·五脏别论》中记载"脾为中央土,以灌四傍";李东垣在《脾胃论》中指出"脾胃之气既伤,而元气亦不能充,而诸病之所由生也",故在治疗疾病时以"补土"著称。由此可见,调理脾胃在促进疾病恢复的过程中起着十分重要的作用。笔者通过临床跟诊,总结发现高玉瑃"调和脾胃"针法的常用穴位有中脘、下脘、天枢、足三里和阴陵泉。中脘是任脉穴,同时也是胃募穴和八会穴之腑会,针刺中脘可调畅胃气;下脘是任脉与足太阴脾经的交会穴,针刺可健脾和胃;天枢,是足阳明胃经穴,又是大肠募穴,可调理阳明气血;足三里,是足阳明胃经之合穴,又因"合治内腑",故针刺足三里可补益气血,调理脏腑;阴陵泉是足太阴脾经的合穴,针刺其可运脾化湿,是健脾祛湿要穴。在临床应用时,因"六腑以通为用",故高玉瑃认为中脘与足三里穴性偏泻,针刺重在健胃,恢复胃的通降功能,适用于各种原因引起的胃失通降所导致的呕吐、嗳气等病证;而下脘与阴陵泉穴性偏补,针刺重在运脾、补脾,恢复脾的运化功能,适用于各种原因引起的脾虚不运导致的腹胀、食欲减退、水肿、泄泻等病证,与天枢共用效果更佳;而由其他原因所导致的脾胃功能均较弱的病证则可合理搭配使用以上五穴,临床疗效显著。如高玉瑃在治疗小儿食积时,除选取有消积导滞、健脾行气之效的经外奇穴四缝穴作为共同穴外,还会依辨证分型的不同配伍使用中脘、下脘、足三里、阴陵泉等穴,疗效显著。由上可知,尽管许多医家均重视脾胃,但是高玉瑃通过多年的临证验证,在继承东垣内伤病重用募穴的基础上,发展形成了以合募二穴共用、选穴组方精当、适应病证广泛、治疗效果显著为特色的"调和脾胃"针法。

二、内伤杂病,调和脾胃

　　高玉瑃在东垣"内伤脾胃学说"和"补土"学术思想影响下,在治疗内伤杂病时,尤其是一些慢性、顽固性、难治性疾病及某些疾病的后期,十分注重调和脾胃,补益气血,正如明代医家王纶在《明医杂著》中所云:"外感法仲景,内伤法东垣。"如高玉瑃在治疗内伤头痛时,除了根据头痛的部位采用分经论治外,还会根据脏腑辨证进行选穴,时时不忘调和脾胃,尤其是针对长期慢性、顽固性或血虚头痛者,因久病必伤脾胃,脾胃功能失调,则气血不足,头失濡养,不荣则痛,就会产生相应的症状,因此应先调和脾胃,选用中脘、足三里等穴位以益气养血,使气血充足畅通,头部得养而治愈疾病。此外,对急性头痛,先止痛以治标;当症状缓解后,再整体调和脾胃以治本。而对于面瘫来说,高玉瑃认为面瘫的病机为正气不足,脉络空虚,卫外不固,风寒或风热之邪乘虚侵犯太阳、阳明经筋,致使气血痹阻,经筋失于濡养所导致面瘫。《素问·评热病论》曰:"邪之所凑,其气必虚。"故在治疗时除局部选取阳明及少阳经上位于颜面部的穴位外,还选用足三里、中脘和天枢共奏健运脾胃、补益气血、濡养经脉之功。此外,失眠治疗也需调和脾胃。高玉瑃认为失眠病因繁杂,病证有虚有实,需结合脏腑辨证进行分型论治,但临床上以久病体虚的患者多见,故要注意健脾和胃,补益正气,正如清代林佩琴在《类证治裁·不寐》中所说:"思虑伤脾,脾血亏损,经年不寐。"清代医家张璐在《张氏医通·不得卧》中说"胃不和则卧不安也",对于这种由脾胃不和造成的实证失眠,除了选取百会(神庭)、安眠、神门等安神定志的穴位治疗外,也加用中脘、足三里等穴以调脾和胃安神,疗效显著。此外,高玉瑃还认为,要达到显著的治疗效果,除了辨证选穴、组方外,针刺手法也很重要。高玉瑃认为腑病多实宜泻,根据"六腑以通为补"的原则,在治疗相关胃腑疾患时应采用通下针法,使其保持通畅,顺应六腑生理特点,以达到"以通为补"的效果,故在应用中脘、足三里两穴健胃通降时要采用捻转泻法,即以拇指逆经脉方向往回捻转,时间长为泻;而五脏藏精不泻宜补,根据"五脏以守为补"的原则,在治疗与脾脏相关的疾病时选用下脘、阴陵泉等穴时应采用捻转补法,即操作时以拇指顺经脉方向往前捻转,时间短为补。正如《黄帝内经》载:"所谓五脏者,藏精气而不泻也,故满而不能实。六腑者,传化而不藏,故实而不能满也。"清代叶天士在《临证指南医案·脾胃》中亦云:"脏宜藏,腑宜通,脏腑之用各殊也。"

　　上述疾病的治疗体现了高玉瑃"内伤杂病调和脾胃"的学术观点:① 重视组方,调和脾胃,即根据疾病病因、病机和病位的不同选取足三里或中脘等穴位组成针刺处方。② 异病同治,调和脾胃,即虽然疾病不同,但脾胃是人之根本,在治疗时均要注意调理脾胃。③ 不同时期,调和脾胃,即慢性、顽固性、难治性疾病及疾病后期要注意固护脾胃,而疾病急性发作时要治其标,症状缓解后也要调补脾胃治其本。④ 虚实有别,手法各异,即根据脏腑虚实辨证采取适当的补泻手法。以上四点构成了高玉瑃"调和脾胃"针法的精髓。

三、外感疾病,慎补脾胃

　　高玉瑃常常教导学生治病务要求本,外感疾病与内伤杂病的病因病机不同,所以治疗原则与方法也不同,故在实际治疗中要需认真鉴别,以免做出错误的辨证与治疗,因此提出外感疾病、小儿疾患慎补脾胃。外感疾病是由风、寒、暑、湿、疫疠之气等外邪引起的,故在治疗外感病,尤其是在外感病的初期时,首先要祛邪解表,应根据外邪的致病特点选用外邪易侵袭的脏腑及与脏腑相表里的经络穴位进行治疗,以祛邪外出,通腑治本。如风邪为百病之长,寒、热等邪常依附风邪侵袭人体,且风邪轻阳开泄,易侵袭肺脏,治疗时应选用大椎、风池、曲池、合谷、尺泽等穴祛邪解表,切不可急于巩固正气而选用中脘、下脘、足三里等调脾和胃、补益正气的穴位,以免引邪入里,加重病情。对于儿科疾病,由于其小儿为稚阴稚阳之体,多为实证,因此也要慎补脾胃。如高玉瑃在临床治疗小儿外感咳嗽时,重点调理肺气,选穴以大椎和定喘穴为主发挥其解表退热、止咳定喘的功效。此外通过辨别外感邪气的不同,风寒型加用肺俞、列缺、天突和尺泽,以通利气道、宣肺止咳;风热型加用内庭、二间两荥穴清泻邪热、通调脏腑,再点刺四缝穴以通腑泄热止咳,疗效显著,其点刺四缝穴就是慎补脾胃的具体应用,体现以通为补的核心思想。高玉瑔还强调尽管外感疾病初期要慎补脾胃,但也要不同情况具体分析。若外感初期患者出现胃脘部疼痛、食欲不振、呕吐等症状时,应适当加用中脘穴以和胃降逆止痛,不必拘泥慎补脾胃的观点。而针对反复发作外感疾病的患者,不同年龄,虚实有别,高玉瑔认为若患者为成年人,则多为体质虚弱,应辨证论治,重视调和脾胃,促进脏腑功能的恢复,以使"正气存内,邪不可干"。若患者为小儿之体,高玉瑔则认为小儿为纯阳之体,易患发热、食积等热证、实证,故小儿反复发作外感疾病多为体内余热之邪未清,治疗时宜选用曲池、内庭等手足阳明经脉之穴等,施以针刺泻法来泻热通腑,且在运用针刺泻法时,要注意小儿"稚阴稚阳"之体的特点,即小儿各种生理机能均处在不断发展完善的过程中,所以在治疗时要采用快针法,不留针,且刺激量不宜过大,以免伤及小儿。在外感病后期,正气亏虚,应注意调补脾胃以补益气血、扶助正气,防止邪气再犯。而对于长期外感,疾病缠绵不愈者,应考虑表里同治,在选用大椎、风池等祛邪解表的穴位外,还要加用中脘、下脘、足三里等穴来益气补血、培护正气。总之,外感疾病慎补脾胃应当分期论治,切不可一味地祛邪解表或培补正气,总以辨证论治为要,还需区分不同年龄,尤其要注意小儿的体质特点,正确认识和理解外感疾病慎补脾胃的临床意义。

四、时间针法，调整脾胃

高玉瑃家传有子午流注针法，在治疗疾病时每每可获良效。在调和脾胃时，也常在治疗中考虑时间因素加入子午流注针法的选穴。在运用该方法时，高玉瑃反复强调，要"穴证相合，时穴相应"。这里所说的"穴证相合，时穴相应"是指在使用子午流注针法治疗脾胃病时，不论是选用纳子法还是选用纳甲法，所选的穴位必须要与脾胃有关，或与病机相应，而针刺治疗的时间又最好选择该穴位在子午流注法的开穴之时。纳子法多请患者于上午前来针灸，因上午是足阳明胃经和足太阴脾经当值之辰时（7:00～9:00）和巳时（9:00～11:00），以及手少阴心经当值之午时（11:00～13:00）的一部分。对于脾胃病的患者来说，上午来治疗可补可泻，非常方便。也可根据病机需要选定时间给患者治疗，比如患者病证虽在脾胃表现为纳呆、腹泻等，但根据综合分析判断其根本原因是由肾阳不足等造成，正所谓"肾者，胃之官也"，此时又可邀患者于足少阴肾经当值之酉时 17:00～19:00）或手厥阴心包经当值之戌时（19:00～21:00）治疗，多可收到良效。但这种方法受一定的时间局限，比如戌时（19:00～21:00）开穴治病在门诊治疗中就很不现实。因此高玉瑃往往是多种按时选穴的针法共同使用，并不是单单仅限于使用子午流注针法。灵龟八法、飞腾八法也是高玉瑃经常选择使用的时间针法，以补充子午流注针法开穴的不足。洪峰、袁星星等根据公孙和内关均为八脉交会穴，通过脾经、心包经和冲脉、阴维脉交汇于胃心胸，主疗胃心胸疾病，故针刺两穴治疗功能性消化不良和伴心理因素的功能性消化不良疗效明显。而高玉瑃选用内关穴和公孙穴时则是依据灵龟八法和飞腾八法，认为两个穴位是调和脾胃的常用穴位,临床效果可靠,但这两个穴位并不在子午流注针法的开穴范围内,因此要特别留意,无论是灵龟八法还是飞腾八法,只要逢开此两穴时一般均宜优先选用。总而言之,高玉瑃强调使用时间针法调和脾胃时一定要灵活,切忌呆板,不是只要是跟胃肠有关的开穴就一定选用,而是根据病机和治疗需要选取,并且还要考虑与针灸组方中的其他选穴的配伍关系,使选穴组方既遵循配伍原则,又实现"穴证相合,时穴相应"的目的。

五、辨证论治,兼用灸罐

高玉瑃"调和脾胃"针法临床应用广泛,她不仅善用针法调和脾胃,在辨证论治的基础上也兼用灸法、拔罐等疗法综合治疗。辨证论治是治疗疾病的前提和基础。因此,高玉瑃在临床实践中十分重视辨证论治的应用,尤其是经络辨证。高玉瑃认为十二经脉各有其循行途径,无论哪一脏腑或经络出现病变,均可在其对应的循行部位出现相应的病变反应,而且疾病是由表及里、由三阳经向三阴经传变发展的,正如《素问·缪刺论》所云:"夫邪之客于形也,必先舍于皮毛,留而不去,入舍于孙脉,留而不去,入舍于络脉,留而不去,入舍于经脉,内连五脏,散于肠胃。"故运用针灸治疗疾病时,要先辨明疾病所处的经络和脏腑,在辨证归经的基础上,明确诊断病因病机,从而选取适当的穴位组成针刺处方。此外,高玉瑃还会兼用虚实辨证,通过舌脉辨别表里阴阳、寒热虚实,采取相应的调和阴阳、补虚泻实、清热温寒等手法,以提高临床疗效。在上述辨证的基础上,高玉瑃强调针灸的治疗方法不要拘泥于针刺一法,还要根据病证的虚实,合理兼用或偏于补的艾灸,或偏于泻的拔罐、放血等不同疗法。如高玉瑭认为灸法有温通经络、回阳固脱、升阳举陷、祛除寒邪等作用,其作用偏补,适用于虚证、寒证等,在治疗脱肛、子宫下垂的患者时,高玉瑭常会在针刺的基础上兼用灸法灸百会、中脘、足三里等穴补中益气、升阳举陷。而对于一些高热、中暑等实热病证,高玉瑭兼用偏泻的拔罐,如在大椎穴拔罐或膀胱经刺络拔罐,均取得了良好的临床效果。因此,高玉瑭主张在临床治疗中辨证论治尤为重要,是正确诊断和治疗疾病的基础,而恰当选用针、灸、拔罐等治疗手段是获得疗效的关键所在。

总之,高玉瑭认为人以脾胃为根本,临床选穴组方,调理脾胃时要合募共用;内伤与外感疾病要根据病因病机和不同的发展阶段,区分是调补脾胃还是慎补脾胃,以及针刺手法是补是泻还是平补平泻,尤其在治疗小儿疾病时要依据小儿生理病理特点采用快刺不留针的手法,避免刺激量过大伤及小儿;此外,还要在正确辨证的前提下,恰当运用时间医学,调整脾胃,做到穴证相合,时穴相应;正确认识不同治疗方法的差别,在重视针刺的基础上,根据虚实的不同,兼用灸法和拔罐提高疗效。这些宝贵的学术观点和临床经验是高玉瑭"调和脾胃"针法的精髓所在,在中风、头痛、面瘫、失眠、小儿咳嗽等疾病的治疗中均获得了满意的疗效。

参 考 文 献

[1] 郭永洁.李东垣针灸疗法拾遗[J].针灸临床杂志,1997,13(4/5):9-10.
[2] 项燕,李瑞.脾胃论治在针灸临床中的应用[J].针灸临床杂志,2012,28(10):59-62.
[3] 鲁明源.小儿体质特点的传统认识与评析[J].山东中医杂志,2013,

32(1)：3-4,22.

［4］　袁星星,王炳予,杨磊,等.针刺公孙、内关穴对伴心理因素功能性消化不良患者临床疗效的观察[J].针灸临床杂志,2015,31(4)：52-55.

［5］　王艳君,崔林华,袁军,等.高玉瑃治疗面瘫经验撷要[J].中国针灸,2015,35(5)：479-482.

［6］　崔林华,邢潇,薛维华,等.高玉瑃教授针灸治疗头痛经验撷要[J].中国针灸,2015,35(12)：1285-1287.

［7］　梁燕,李艳红,邢潇,等.高玉瑃教授治疗小儿咳嗽经验介绍[J].中国中医急症,2016,25(1)：76-79.

［8］　梁燕,李艳红,邢潇,等.高玉瑃教授治疗小儿食积经验介绍[J].时珍国医国药,2016,27(2)：482-484.

［9］　洪枫.电针公孙、内关穴治疗功能性消化不良疗效观察[J].上海针灸杂志,2016,35(1)：38-40.

［10］　王艳君,韩一栩,齐丛会,等.高玉瑃治疗不寐经验介绍[J].中国针灸,2016,36(6)：629-632.

第四节　子午流注　穴证相合

　　高玉瑃(1930～　),家学渊深,其父高季培老先生早年师从京津名医肖龙友、郭眉臣、王春园,尽得其传,学验俱丰,后任天津中医学院(现天津中医药大学)针灸教研组组长,附属医院针灸科主任。高玉瑃16岁即开始跟随其父学医,家传有子午流注针法。由于从小耳濡目染,高玉瑃对子午流注针法、灵龟八法、飞腾八法等这一类按时间取穴的方法非常重视。独立行医后,每日清晨开诊前,高玉瑃必先将当日各个时辰所开穴位推算一遍记于纸上压在案头备用。通过长年的临床运用,高玉瑃对于子午流注纳子法、纳甲法和飞腾八法的开穴几乎不用推算即能脱口而出,对于灵龟八法开穴的推算也非常迅速。高玉瑃认为子午流注针法如运用得当多会速获良效,即使是对于一些疑难病效果也十分明显。在传承燕赵高氏针灸学术思想的过程中,学术带头人王艳君、崔林华已对其治疗病证经验进行了总结。以下所述是高玉瑃对子午流注针法的基本认识和应用经验撷要,虽不是全面总结,但足可窥其大略,以资同道。

一、子午流注针法契合中医天人相应观

通过文献研究分析,高玉瑃认为尽管子午流注针法到金元时期才出现,但其理论是源于《黄帝内经》无疑。该针法是在《黄帝内经》理论上发展精炼出来的针刺取穴方法,是契合中医天人相应的观念的,因此临床用之有效。高玉瑃认为:人作为自然的产物,本身就受到自然环境各个方面的影响,其生命活动也与自然息息相通,自然的各种特征也在人体中有相应的表现。《素问·宝命全形论》上讲:"人以天地之气生,四时之法成。"那么四季的交替、月亮的圆缺、日出日落等自然节律性的时间变化会不会对人体产生影响呢? 答案是肯定的。而《黄帝内经》中还有"春夏则阳气多而阴气少,秋冬则阴气盛而阳气衰"(《素问·厥论》)"月始生,则血气始精,卫气始行;月郭满,则血气实,肌肉坚;月郭空,则肌肉减,经络虚,卫气去,形独居,是以因天时而调血气也"(《素问·八正神明论》)及"故阳气者,一日而主外,平旦人气生,日中而阳气隆,日西而阳气已虚,气门乃闭"(《素问·生气通天论》)等人体气血随时间变化的诸多论述。那么针灸治疗方面是否也应该根据气血随时间的变化而安排针刺呢?《黄帝内经》也给出了相应的提示。如《灵枢·四时气》中提到"四时之气,各有所在,灸刺之道,得气血为定。故春取经、血脉、分肉之间,甚者深刺之,间者浅刺之。夏取盛经孙

络,取分间绝皮肤。秋取经腧,邪在腑,取之合。冬取井荥,必深以留之"就是讲针对季节变化的针灸要求。而《素问·八正神明论》中"月生无泻,月满无补,月郭空无治,是谓得时而调之"以及《素问·缪刺论》中提到的"月生一日一痏,二日二痏,十五日十五痏,十六日十四痏"也都是根据月亮盈亏的时间变化对气血的影响而安排针刺的要求。因此高玉瑃认为:由于人体气血状况直接受自然界中各种节律性变化因素的影响,因此针刺治疗也必须要考虑时间因素,正如《素问·八正神明论》所言"凡刺之法,必候日月星辰,四时八正之气,气定乃刺之"。而子午流注针法正是按照《黄帝内经》的要求,将针刺取穴与时间因素紧密结合的产物。并且根据高玉瑃本人多年的临床验证来看,无论何种子午流注针法,只要用之得当,疗效都会非常显著。从现代研究来看,多年来有很多针灸同道做了大量的相关研究,无论是在临床治疗效果上还是在相关的基础研究方面,都对子午流注针法予以了肯定。有些同道还对血压等生理指标的昼夜节律与子午流注时辰规律的相关性进行了研究,其结果也是肯定的。因此高玉瑃常用"理真"来说明该取穴法的理论正确。

二、因病制宜,灵活运用子午流注针法

"效实"是高玉瑃多年使用子午流注针法从事临床治疗工作得出的深刻而直观的结论。高玉瑃行医至今60余载,子午流注针法几乎天天都用,因此积累了大量的病例和临床经验,虽然没有使用现代统计方法进行过严格的科研对照,但对于疗效自有其深刻的体会,正所谓"如人饮水,冷暖自知"。高玉瑃认为子午流注针法的优势主要体现在可提高治疗效果、能治疗疑难疾病

和可加快治疗进程三个方面。但是要想将子午流注针法的这些优势最大限度地发挥出来，必须要在长期临床实践中不断总结探索才能做到。有人认为子午流注针法有益无害，任何时候都可以使用。高玉瑃经过长期的临床观察认为，此观点是值得商榷的。客观地讲，任何治疗方法都有其利弊，子午流注针法也一样有它适用的范畴和最佳的使用时机。那么在什么情况下应用最合理、效果最好呢？以下介绍的就是高玉瑃运用子午流注针法的临床经验。

（一）发病有时，宜用纳子之法

高玉瑃认为对于每日发病有时的疾病，运用子午流注纳子法疗效可靠。每日定时发病的特点正说明该病具有很强的时间节律性，与经脉气血日周期的变化是相应的，因此是子午流注纳子法的适用证，用之往往会有显著疗效。高玉瑃曾治疗一例头痛患者，此患者为高玉瑃的同事，中年女性，无任何诱因于每日下午出现头痛，发作时头暴痛难忍，几欲自杀，得病半月余，多方治疗无效。其来诊时为上午，高玉瑃经过四诊合参并未发现明显异常，仔细询问病情得知：患者每日下午大约在 15 点到 17 点之间发作，发作时头剧痛似要裂开，其他时间基本没有症状。高玉瑃遂将其诊断为"雷头风"，并约其下午发作前再来门诊治疗。高玉瑃分析，此例患者无其他相关症状，舌脉等均较为正常，按照四诊合参几乎无法辨证。但是每次发作都在申时，有明显的时间性。申时为膀胱经当值，其病发部位又在头部为膀胱经所过，因此只按子午流注纳子法进行分析和治疗即可。该患者疼痛剧烈如劈当按实证进行治疗，于申时刺膀胱经子穴束骨以泻邪气，此病可愈。当天下午患者 13 点即来候诊，快到 15 点时患者即躁恐不宁，坐卧不安，问其原因，患者诉"头很快就要痛了"。此时高玉瑃才分别在患者两侧束骨穴各刺一针,留针 2 小时,结果当日患者头痛未发作。次日治法及时间不变,巩固治疗一次。后经随访,患者头痛自治疗后未再发作。此例是属于按四诊合参不易辨证的情况,虽然症状很严重但疾病本身并不复杂,有明显的每日定时发作的时间规律,因此使用子午流注纳子法疗效显著。

(二)穴证相合,需要按穴取时

对于发病无时间规律特征的疾病如何使用子午流注针法才算合理呢? 高玉瑃认为在子午流注开穴时针刺,由于此时穴位本身气血充盈,因此可大大提高该穴的治疗效果,但是穴位的主治作用并没有增加,故而穴位的主治作用与病证相合是取得良效的关键原因之一。也就是说子午流注所开穴位须与患者的病证相符或者是有关,这样往往能够获得极其显著的疗效,高玉瑃称之为"穴证相合"。此时常常可只选用子午流注所开的穴位治疗,或稍加他穴配合即可取得良效。如果子午流注所开穴位与疾病完全没有关系时效果往往不佳,高玉瑃称之为"穴证不符"。此时多数需要以其他针对性的针灸处方为主,子午流注开穴为辅或不用子午流注针法为好。因此对于一些疑难重病,高玉瑃提倡按穴取时的方法。明代针灸家高武在《针灸聚英》中也提到"某日某时其穴开,凡百病皆针灸此开穴……误人多矣",主张使用"使人知某病宜针灸某经某穴,当用某日某时其穴开时方可针之"的按穴取时法。高玉瑃在治疗一些疑难病或常规治疗无效的疾病时,经常根据患者病情选择好主要穴位,推算好开穴时间,"约期而治"。高玉瑃曾治疗一位28 岁的青年男性,该患者患频发室性早搏多年,常年服西药控制。因其要结婚育子,担心所服用的药物会对后代有影响,故自行停药。停药后，早搏频发不能正常工作，因而前来就诊。经过推算次日上午巳时为丁巳时，按子午流注纳甲法推算为血归包络开大陵穴，按灵龟八法推算正值开内关穴，于是要求其次日上午9时来诊治，取双侧大陵、双侧内关穴并配双侧公孙穴治疗。治疗一次后患者就未再来诊治，几日后路遇患者，询问治疗效果，患者诉上次针灸之后早搏现象即消失，未再进行其他治疗。此案就是一例非常典型的按穴取时的病例，仅按照子午流注纳甲法及灵龟八法开穴即获得意想不到的效果。对此高玉瑃认为《灵枢·九针十二原》所言"知其往来，要与之期"就可以理解为是这种"按穴取时，约期而治"的理论依据。前例"雷头风"患者也是应用的这种方法。"约期而治"人为地造成了证、时、穴三者相合的局面，疗效往往很好，这一点在子午流注纳甲法中最容易做到。当然除了"穴证相合"外还有很多影响子午流注针法疗效的因素和提高子午流注针法疗效的方法和技巧，大家都可以进行分析和选择应用。

（三）精研经典，需要灵活运用

高玉瑃认为运用子午流注针法治疗疾病疗效的好坏，并不只是在于算没算对穴、开没开对穴，更主要的是医生是否真正理解了子午流注的内涵，能不能因病制宜活学活用。当然能够算对穴位这是基础，但这也只是初步。如果只会算什么时间开哪个穴，然后机械地按时取穴是很难取得良好的效果的。而取效的关键是对子午流注道理的深刻理解，对中医天人相应理论的把握。只有知其然也知其所以然才能够随证变通，用好子午流注。《黄帝内经》已经在理论上奠定了子午流注针法的基础，是子午流注针法的理论依据及来源，后世医家对子午流注针法的发挥多是对《黄帝内经》理论的挖掘和应用。因此，要想学好子午流注针法就必须要对《黄帝内经》充分重视,并细心研读,此外对后世发挥和应用子午流注医家的论著也要"精其心而穷其法",如此才能对各种时间针法融会贯通,真正掌握,这样在使用子午流注针法时才能灵活而不呆板,才能达到杨继洲所言的"得鱼兔而忘筌蹄"的境界,在临床中才会应用得得心应手,左右逢源。

高玉瑃曾治疗一位常年失眠患者,女性,45岁,身体消瘦,胃脘不适,面色萎黄,纳差不寐,大便秘结,舌红少苔,脉细数。高玉瑃辨证为胃阴不足、气血两虚,治疗采取益气养血、健脾和胃的方法,穴选中脘、气海、天枢、足三里、公孙、胃俞、脾俞、照海、太冲、太溪、安眠。经过一段时间的针刺治疗,症状时好时坏,疗效不稳定,于是要求患者每日上午来诊,所选穴位及治疗方案不变,结果患者病情很快得到明显改善。此例病案中高玉瑃并未直接根据子午流注选穴,只是将治疗时间固定到上午,即辰时和巳时,这两个时辰分别是子午流注纳子法中胃经和脾经当值之时,因此可以加强针灸对脾胃的调理作用而取得良效,高玉瑃称之为"借力",这正是高玉瑃对子午流注针法的活学活用的体现。

三、子午流注针法应用释疑

对于多年来同道们对子午流注针法当中的一些疑问,高玉瑃也提出了自己的看法并进行了探索式的讨论。现选择其有代表性的内容摘录如下。

对于时差问题,高玉瑃在临床工作中一直应用地方平太阳时作为计算标准进行推算。对于真太阳时和古代十二时辰是否平均分割的问题,高玉瑃自己只是按地方平太阳时开穴,并且以2小时为标准,将一天平均分配为12个时辰。

对于纳子法子午流注与营卫运行的周数不符的问题,高玉瑃认为人体气血盛衰的周期并非是单一的,在《黄帝内经》中就提到年周期、月周期、日周期和时周期,这就像是大海有大潮、有海浪、有浪花。五运六气学说可以说是较大的周期,四季更替就是以年为周期,而《素问·八正神明论》"月郭满,则血气实,肌肉坚;月郭空,则肌肉减,经络虚,卫气去,形独居"就是明显的气血随月变化的周期。纳子法子午流注所选用的是气血每日旺衰的周期的变化。营卫一日五十周于身是更小周期的变化,只是潮汐上的波浪而已。也就是说,当"月郭空"时,虽然子时胆经的气血仍会相对旺盛,但也不会达到"月郭满"之子时的程度,营卫一日五十周于身与日周期的气血变化关系也是如此。

对于子午流注的开穴自古就呈多种方法并存的局面,缺乏统一的标准的问题,高玉瑃认为这与子午流注针法的沿革有关。何若愚的开穴本身就有一些时辰无穴可开,因此在《子午流注针经》中明确提到"凡我同声之者,见其违阙,改而正之,庶行之久远而无弊焉,不亦宜乎",这正是一个科学的态度。因此各代医家多有补充发挥,造成目前这种情况也是必然。高玉瑃目前使用的纳甲法就是单玉堂先生的补穴方法,按照"井经荥合输"(即142530)的开穴规律。但同时高玉瑃也提出自己对子午流注补穴的看法,认为后世临床各家根据自己的经验,补穴方法有所不同,各有各的道理,临床效果也都很不错,但与原有穴位的疗效还是有差距的,毕竟只是权宜之法。这种差距的产生与子午流注纳甲法开穴原理有关,因此在治疗中高玉瑃提倡首选徐氏原有开穴。

对于有的同道提出的纳子法补法是否应该选择子午流注值最

小的时辰(即对冲时辰)进行针刺的问题,高玉瑃认为,一般按纳子法计算子午流注值的最小时刻在对冲的时辰,如心经午时当值气血最为旺盛,到其对冲时辰子时气血降低到最小值。如需泻法则应选用午时针其子穴,如需补法则应选择午时之后的未时针其母穴,而不是选择气血最少的子时针刺。这是因为未时是心经气血高峰过后开始下降之时,此时行补法正合《黄帝内经》"追而济之"之意;而子时心经气血衰败至极,物极而必反,气血马上面临由衰转旺的变化,此时行补法似不合经旨。

高玉瑃家传渊深,治学严谨,在子午流注针法方面颇有研究。高玉瑃认为子午流注针法在理论上的来源主要是《黄帝内经》,即"理真";在疗效上,通过自身数十年临床经验认为子午流注针法应用得当确有良效,即"效实"。根据其临床体会,应用子午流注针法取效的关键是选择好适应的病证、把握好应用的时机及掌握精髓,灵活应用。对于子午流注针法中大家的质疑,高玉瑃也提出了自己的看法,并建议大家多研究经典,掌握子午流注针法的精髓,活学活用,使该针法进一步完善并发扬光大。

参 考 文 献

[1] 阎明广.子午流注针经[M].上海:上海中医学院出版社,1986:25.

[2] 乔新,谷岩春.子午流注值的函数和映射表述及其临床意义[J].上海中医药杂志,1989,(4):2-4.

[3] 李永方.择时选穴针灸法的实验研究概况[J].辽宁中医杂志,1991,(4):45-48.

[4] 张福顺.子午流注142530针法掌诀探讨[J].针灸临床杂志,2000,16(2):47-49.

[5] 向谊,黄伯灵.真太阳时的时辰间距并非相等[J].中国针灸,2002,

22(6)：395-396.

[6]　殷克敬,王瑞辉.中国时间医学的代表——"子午流注针法"探源[J].陕西中医学院学报,2003,26(1)：1-3.

[7]　张勇,张英.子午流注针法近十年研究述评[J].陕西中医学院学报,2005,28(6)：60-61.

[8]　卓廉士.从卫气运行看子午流注之纰缪[J].中国针灸,2008,28(12)：884.

[9]　宋爱利.子午流注针法临床研究进展[J].中华中医药杂志,2014,29(8)：2551-2555.

[10]　王艳君,崔林华,袁军,等.高玉瑃治疗面瘫经验撷要[J].中国针灸,2015,35(5)：479-482.

[11]　崔林华,邢潇,薛维华,等.高玉瑃教授针灸治疗头痛经验撷要[J].中国针灸,2015,35(12)：1285-1287.

[12]　孟建晓,毛静远,侯雅竹,等.血压昼夜节律与子午流注时辰规律的相关性[J].中医杂志,2015,56(16)：1378-1381.

第五节　针药并用　综合治疗

中医针药并用是指在中医理论的指导下,同时使用中药和针灸两种治疗措施以达到防病治病目的的治疗形式,也常被称为"针药结合""针药合用""针药并施""针药并举"等。高玉瑃不仅重视针灸治疗,也常常根据临床实际采用针药结合的治疗方法进行治疗。高玉瑃认为针灸治疗的关键在于辨证论治和辨经论治,针刺是发挥"用针之类,在于调气"的作用,中药主要是根据药物的功效主治来调节阴阳的偏盛偏衰,使机体转归于"阴平阳秘",恢复其正常的生理功能,从而达到治疗和预防疾病的目的。

一、高氏针法的治疗原则

（一）调督脉，和脏腑

督脉循行于后正中线，其经脉分别与心、脑、肾发生联系。《本草纲目》称"脑为元神之府"，经脉的神气活动与脑有密切关系，体腔内的脏腑通过足太阳膀胱经的背俞穴受督脉经气的支配。因此，脏腑的功能活动均与督脉有关。高玉瑃特别重视对督脉的调理，临床上主要选取百会、神庭、风府、大椎、至阳、命门。其中百会、神庭、风府用来调神，大椎、至阳、命门主通阳气。人体的一切活动都在神的主宰下，神安情志畅则阴平阳秘，身体健康，所以高玉瑃在疾病的治疗过程中特别注重调督安神。另外，脏腑的功能活动需要阳气的温煦推动，督脉为阳脉之海，与多条阳经相交会，高玉瑃正是通过针刺大椎、至阳、命门来调动体内的阳气，从而达到调整脏腑的目的。

（二）调脾胃，重后天

脾胃为后天之本，气血生化之源，五脏六腑的正常运行全赖脾胃的功能正常。再者，脾胃位处中焦，为气机升降的枢纽，脾主升清，胃主降浊。若脾胃功能失常，则清气不升，浊阴不降，气机逆乱，气血生化乏源，进而导致全身脏腑失养，功能低下。高玉瑃非常重视脾胃功能，特别是对一些虚证、慢性病的调理。高玉瑃认为，只有脾胃功能健旺，人体正气才会充沛，经气才会旺盛，才能更好地发挥针灸的治疗作用。常用的腧穴有中脘、下脘、足三里、阴陵泉、内庭等。针刺上述诸穴能健脾和胃，升清降浊，调畅气机，从而达到调整脏腑功能的目的。

（三）重手法，通经络

针刺的手法直接影响着针灸的治疗效果，高玉瑃十分重视针刺的手法,她认为针刺的手法与穴位的选取同样重要。其针刺的手法特点归纳起来为:① 双手进针,重视押手。② 手法轻柔、徐缓、轻巧。

首先,双手进针,重视押手。高玉瑃十分重视押手的作用,每穴针刺前都以押手指切散气,做到不伤卫气,同时能给患者以警示,分散注意力,减少针刺的痛苦。《难经》"知为针者信其左,不知为针者信其右""左手重而多按,欲令气散,右手轻而徐入,不痛之因"都讲明了双手协同配合及押手的重要性。再者,高氏针法的手法轻柔、徐缓、轻巧,并体现在针刺的全过程——进针、出针以及针刺的补泻。高玉瑃认为针刺在治疗、预防疾病的同时,要尽可能地给患者以舒适感,不能让患者有拒针情绪和不适感。手法轻柔徐缓、刺激量适中,既达到治疗作用,还使患者易于接受针灸治疗,更易于弘扬针灸治疗的简便易行、疗效显著的特色。总之高玉瑃重视双手进针,重视押手的作用,进针、出针手法轻柔、徐缓,刺激量适中,以针领气、通调经气,患者乐于接受,效果显著。

二、针药并用探析

高玉瑃不但重视针灸,同时也重视药物的治疗作用,对一些疾病的治疗,在针灸治疗的同时往往配合药物的调理,收到了事半功倍的效果。高玉瑃认为有关针药并用的治疗应当遵循《黄帝内经》"当今之世,必齐毒药攻其中,鑱石针艾治其外"(《素问·汤液醪醴论》)的治疗理念,依据"微针治其外,汤液治其内"(《素问·移精变气论》)的理论指导临床。而针灸和中药作为两种不同的治疗手段,在辨证施治、治疗原则、禁忌及注意事项等方面具有许多共性,针药并用是在辨证论治基础上形成的内外有别的治疗体系。

临床应用时,高玉瑃认为针药并用具有协同提高疗效的作用,但同时也有针药主次的不同,或者以针为主,辅助药物,或者以药为主,辅以针刺,或者针药并重等。朱峰认为针药并用的关系可以归纳为以下几个方面:① 从治疗结果上看,主要包括协同增效和拮抗减效。② 从应用的时序性上看,包括针药同时应用、交替应用及先后应用。③ 从作用靶点或作用环节上看,分为针药作用于相同环节及作用于不同环节。④ 从在治疗过程中的地位上看,针药同等重要或针药各有主次。⑤ 从功效的异同上看,存在针药同效、针药异效、针药反效几种形式。高玉瑃主要强调针药协同和主次有别的综合治疗思路。

(一)针药并用协同增效

高玉瑃临床诊治时,根据不同疾病,给予相应的治疗方案。在治疗咳嗽、痹病、不寐等疾病时,往往遵循针药并施的治疗原则,发挥协同增效的临床效应。

对于咳喘而言,高玉瑃认为肺脾同病是咳喘的关键脏腑,病机是痰热壅肺,因此其穴位组方常用天突、中脘、尺泽、合谷、足三里等穴,体现调和脾胃、清泻肺热之功,中药处方以菊花、桑叶、黄芩、金银花、连翘、沙参、天冬、僵蚕、白前、前胡、白芍、板蓝根、牛蒡子、杏仁、芦根遣药组方,以起到清热化痰、调和肺胃的协同增效作用。

对于痹病而言,高玉瑃认为此病虽症在四肢,但病机为脾虚,气血生化不足,运化水湿功能受限,造成湿滞经络,筋脉失养,引起关节及肢体远端的胀、痛、发凉等不适感觉,故有"脾主四肢"之说。脾虚湿盛、经络不通是其关键所在,因此健脾化湿、补气养血、疏通经络是选穴用药的治疗原则,其穴位组方常用中脘、下脘、曲池、阴陵泉、阳陵泉等穴。其中中脘、下脘健脾化湿,补气养血;曲池、阴陵泉、阳陵泉疏通经络,行气活血。中药处方:党参、当归、生地黄、白芍、鸡内金、茯苓、炒白术、泽泻、薏苡仁、苍术健脾化湿,补气养血;桑枝、丝瓜络、牛膝、红花、枳壳、木香疏通经络,行气活血。药穴相应,疗效显著。

诊治不寐一病,高玉瑃认为不寐是由于营卫失和,脾胃不调所致,故遵循"督原同用,健脾和胃"的原则选穴用药,以起到综合治疗的效果。其穴位组方为百会、神庭、中脘、阴陵泉、神门、太溪、太冲、安眠等。其中应用百会、神庭以调督为主,兼用任脉,意在调和营卫安神;应用心、肝、肾经之原穴,滋水涵木,调和心神;应用天枢、中脘、阴陵泉健脾和胃,治病求本;辅以经外奇穴安眠而起到显著的治疗效果。中药处方:党参、茯苓、白术、炒酸枣仁、合欢花、夜交藤、黄芩、地榆、代赭石、玉竹、石斛、山茱萸、甘草。该方以四君子汤为基础方,以党参易人参健脾养血,枣仁、合欢花、夜交藤柔肝安神,黄芩、地榆、代赭石清热凉血,防阴虚生热,玉竹、石斛养阴生津,山萸肉养血柔肝。诸药合用,共奏健脾柔肝、补气养血之功。针药合用,失眠得治。

(二)针药并用主次有别

高玉瑃针药并用治疗时,还注重主次有别。如治疗高血压病以药为主,佐以针刺;治疗痛经、面瘫等以针灸为主,辅以中药。

高玉瑃认为高血压病(眩晕)的病机与肝、肾、脾相关,治疗原则以平肝息风、清热活血为主,中药处方:钩藤、菊花、夏枯草、白芍、石决明、牛膝、玉竹、佛手、益母草、丹参、焦山楂。该方以天麻钩藤饮为基础方。方中钩藤、石决明平肝潜阳息风;菊花、夏枯草平抑肝阳,清热明目;牛膝引血下行,直折亢阳;白芍养血敛阴,平抑肝阳;益母草、丹参活血利水,有"治风先治血,血行风自灭"之理;佛手、玉竹疏肝解郁,滋阴和中;焦山楂既可消食,又入肝经,通行气血。诸药合用,共奏平肝息风、清热活血之功。穴位组方:中脘、天枢、曲池、足三里、太冲、太溪、涌泉、石门。灸石门以温助肾阳,针涌泉以滋补肾阴,如此从肾论治,协调阴阳;中脘、天枢、曲池、足三里从脾论治,调和气血;太冲、太溪辅以益肾疏肝,使失调之阴阳得以协调,逆乱之气血得以调畅,上病下取,从而达到"阴平阳秘"的治疗目的。具体应用时可以中药为主,辅以针刺治疗,中药每日一剂,针灸隔日一次。由于高血压的治疗是一个长期的过程,如何优化中药为主、辅以针灸的治疗方案,对于降低血压和防止心脑肾的损害同等重要。此外高玉瑃非常重视未病先防,常用瘢痕灸足三里的方法预防高血压病的发生,但须注意,实施瘢痕灸防治高血压必须因人而异,必须给予充分的沟通才能够进行保健施灸。

而对于痛经的治疗,高玉瑃认为针刺止痛效果显著,应当以针灸为主,辅以中药。痛经多与脾肾不足、气血失调有关,同时也与经期调护不当有关,如饮食生冷、着衣单薄等。因此补益脾肾、调和气血为其治疗原则,同时应注重区分虚实和分期论治。高玉瑃认为经前疼痛多为实证,经中或经后疼痛多为虚证。穴位组方:中极、关元、中脘、下脘、天枢、足三里、三阴交。对于经前疼痛,针刺三阴交、中极多用泻法;而经期和经后疼痛,针刺中脘、下脘、天枢、关元、足三里多用补法;辅以耳穴子宫、肝、脾、三焦等共同起到止痛的疗效。中药处方:以当归、川芎、白芍、生地黄、熟地黄、延胡索、五灵脂、红花、益母草为基础方,根据辨证进行加减。以肾虚为主时,配以杜仲、桑寄生、川续断、巴戟天、女贞子、旱莲草等;以脾虚为主时,辅以茯苓、泽泻、白术、党参、黄芪、白豆蔻等。经前一周开始针刺结合中药治疗,发挥即刻止痛效果,体现急则治标的治疗理念;平素以中药调理为主,补益脾肾,旨在缓则治本。

综上所述,高玉瑃认为针灸具有简、便、易、廉、效的特点,不仅能为患者节省开支,也能迅速取得疗效。虽然高玉瑃擅长针灸,但并不只用针灸,而是根据病情和临床需要,遵循调督脉和脏腑、调脾胃重后天的治疗原则进行选穴组方,注重补泻手法;由于疾病不同,因此需要针药并用发挥协同增效作用。此外还须权衡主次,当病情久重、迁延难愈时,针灸配合药物,效专力宏,缩短病程;当针灸作用不能全面覆盖病情时,佐以药物来收全功;当患者惧怕针灸或者由于其他原因不能坚持针灸治疗时,则用药物来代替针灸的作用。高玉瑃一专多能,既擅长针灸,又精通中药,重视针灸,针药并用,发挥综合施治的优势,因而应对临床变化时得心应手。

参 考 文 献

[1] 朱峰,艾炳蔚.思考针药结合[J].中医研究,2008,21(1):3-5.

[2] 周树鹏,王耀帅.古代针药结合学术思想对针灸医学发展的启示[J].山东中医药大学学报,2013,37(4):284-286.

[3] 韩彬,吴中朝,陈仲杰.论针药并用在中医临床中的核心价值[J].中医杂志,2013,54(14):1179-1182.

第六节 未病先防 既病防变

"未病"一词首见于《素问·四气调神大论》:"是故圣人不治已病治未病,不治已乱治未乱,此之谓也。夫病已成而后药之,乱已成而后治之,譬犹渴而穿井,斗而铸锥,不亦晚乎!"这段话从正反两方面强调了治未病的重要性,已成为预防医学的座右铭。高玉瑭非常重视对疾病的预防,主张"治病不如防病",并指出防病分为以下四个方面:① 首先是注意养生保健,防患于未然。② 其次是要注意疾病的征兆,防微杜渐,及时将疾病消灭在萌芽状态。③ 再次是既病防变,对所患疾病要阻断其向恶化方向发展。④ 最后是预防复发,也就是将病治愈后要防止其再次发作。其中第一方面关于高玉瑭养生保健经验的内容将在本书后面作为专题进行论述,这里仅将其余三方面进行介绍。

一、重视征兆,防微杜渐

高玉瑭主张养生保健,但也同时指出不能迷信养生保健。高玉瑭从历史文献的记载及自己养生保健的经验来看,正确而有效的养生方法可以大大地减少疾病的发生,但是并不能完全杜绝之。因此当发现自己已有某些疾病的征兆,一定不要只盲目地靠养生保健的方法来预防,一定要根据具体情况进行正规的检查和防治。

高玉瑭认为,疾病的病因一般分为外感六淫、饮食所伤、情志致病、意外损伤等几个方面。以外感六淫致病来说,按照《素问·缪刺论》"夫邪之客于形也,必先舍于皮毛,留而不去,入舍于孙脉,留而不去,入舍于络脉,留而不去,入舍于经脉,内连五脏,散于肠胃,阴阳俱感,五脏乃伤"的论述,外邪侵入人体是有一个由浅入深的过程的。当邪舍于皮毛时就是扁鹊所说的"君有疾在腠理,不治将恐深",此时患者可能仅有微微恶风的症状,或偶尔打个喷嚏而已,而这些征兆表现已经是初感外邪的体现了。这时通过保健锻炼或自己进行养生调节也许能够好转,但多数情况仅通过养生的方法并不能阻止邪气进一步进入人体,如果此时掉以轻心或讳疾忌医,不能进行有效的治疗,往往会使病邪层层深入,最后到达脏腑,给治疗带来很大困难。比如大家都知道脑卒中发病前有时是有一过性的头晕、眼花或肢体麻木无力等先兆症状的,此时如果能够引起足够的重视,当这些先兆症状出现时就进行有针对性的治疗,就能够有效降低脑卒中的发生概率。但如果此时疏于防范,一旦真正发生了脑卒中,治疗起来就会有很大难度。

这种重视先兆、防微杜渐的思想自古有之,在《素问·刺热》中就有"病虽未发,见赤色者刺之,名曰治未病"的论述。此处所谓"未发",实际上是已经有先兆小疾存在,即疾病尚浅,正处于症状较少且又较轻微的阶段,类似于唐代孙思邈所说的"欲病"阶段。在这种情况下,及时发现、早期诊断治疗无疑对疾病的走向起着决定性作用。因此高玉瑃在临床中非常重视各种"欲病"之先兆,一旦发现患者有疑似重大疾病的征兆,一定会郑重地告知患者,提醒其进行相应的治疗,力争将疾病消灭于萌芽状态。

二、既病防变,阻断发展

高玉瑃认为世间万物都是不断运动变化的,患病也是一样。一方面由于患者所处的环境是不断变化的,如日夜及四季的更替、迁徙出差等引起的地域的变迁、与人交往过程中的情绪波动、每日的饮食更换等,都会对人体各种机能产生影响;另一方面疾病本身也有其发展变化的特定规律。因此大部分疾病都是在不断发展变化的,所以说疾病的稳定不变只是一定时期的现象,是相对的,而疾病的发展变化是绝对的。对疾病的治疗,就是使疾病向好的方向变化,而不要向更严重的方向发展。因此高玉瑃指出中医中的既病防变是指当疾患较为严重,不能马上得到完全控制时,一定要通过治疗及各种辅助方法阻断疾病向不良的方向发展,绝不是消极防守。

那么如何才能做到这一点呢？高玉瑃认为要想做到防止疾病的传变，就一定要确实掌握疾病发展变化的规律，根据患者所患疾病、个人体质、生活习惯、所处环境等综合分析进行处理，但大的原则是培补正气、调节阴阳。《黄帝内经》中讲"正气存内，邪不可干""邪之所凑，其气必虚""故邪之所在，皆为不足""此必因虚邪之风，与其身形，两虚相得，乃客成形"等等都讲的是正气在抗击病邪中的重要性，因此高玉瑃认为在预防疾病传变时首先要固护患者的正气。其常用的方法有两个：一个是对于确实素体虚弱的患者，采取调理脾胃的方法，补益气血，增强患者的正气；另一个方法是对于体质较为强壮的患者，高玉瑃往往采用调节阴阳的针法，补泻兼施，平衡阴阳，激发正气。

此外高玉瑃还非常重视患者心理状态及情绪变化对疾病传变的影响，认为情绪的异常波动会导致病邪迅速向脏腑深入而使疾病恶化。比如患者本来为外感风寒的表证，如得病期间过度悲伤，则病邪就会趁肺气消损而直入于肺，结果就可能会遗留下长期的咳喘等症；如恰逢暴怒，病邪就会趁肝气波动而直入于肝，种下肝脏疾患的种子。因此高玉瑃在治疗疾病防止传变时，除了固护正气、调节阴阳外，还要对患者进行语言上的安慰与心理上的疏导，并要求患者调节好自己的心情，避免情绪波动及过度思虑，从而达到《素问·生气通天论》所说的"阴平阳秘，精神乃治"的状态。

另外对一些特殊的传变情况还要有针对性地进行预防，就像医圣张仲景在《金匮要略》所言"夫治未病者，见肝之病，知肝传脾，当先实脾"，这样才能更好地做到"既病防变，阻断发展"，从而使患者受益。

三、愈后防复，不可忽视

每次谈到治愈后的复发问题，高玉瑃都有很多感慨，认为现代很多疾病复发率高往往是患者认为病治好了就万事大吉，忽略了预防复发的重要性，或者是根本就不懂得正确的预防复发的方法。这一方面与医生本身对患者的宣教不足有关，另一方面是很多患者本身思想麻痹大意，对疾病复发的后果认识不足。高玉瑃强调疾病愈后防复的工作之所以重要，主要是有以下两个原因：首先是疾病复发不仅会加重对患者身体的损伤，而且相对于首次得病更难治疗；其次，愈后防复针对性更强，目的更明确。

高玉瑃认为由于患者本身的体质原因及生活习惯等因素，很多疾病有反复复发的倾向，而且随着发作次数的增多，病情会进一步加重，治疗难度也会大大增加。在临床中往往可以看到这样的患者，第一次患脑卒中后，经过治疗，痊愈没有遗留下任何后遗症；两三年以后再次发作，这次治疗起来难度较大，但再次治愈；好景不长，不久又第三次复发，并且遗留了较为明显的后遗症状。如此反复发作，一次比一次严重，最后终于卧床不起。还有的患者本来是腰腿痛，治愈后由于劳动不慎或感受风寒而反复发作，最后不得不手术治疗。高玉瑃主张对于有这种易复发特性的疾病，在患者第一次发病时，就要防治结合。一方面要治疗疾病，一方面要找到患者发病的深层内在原因并消灭之，尤其在首次治愈后一定要详细为患者分析本次发病的内在因素和诱发疾病的外在原因，告知患者预防复发的方法和今后生活中的注意事项，以杜绝疾病的复发。

此外高玉瑃还认为愈后防复针对性更强，目的更明确，也可以说是疾病指明了患者今后预防保健的方向。高玉瑃认为，绝大多数疾病如《灵枢·百病始生》中所说"此必因虚邪之风,与其身形,两虚相得,乃客成形",是由内因和外因相互作用才出现的。我们每个人或者由于先天的禀赋及脾气性格因素,或者由于后天的生活习惯及环境因素等,多多少少都会造成内在正气在某些方面的不足,这些就构成了得病的内因;而环境的剧烈变化及饮食不节大部分是外因。已经得过的疾病,恰恰能够反映出患者在那一方面比较薄弱。为什么很多人一感冒就嗓子疼,而有些人一感冒就咳嗽或诱发中耳炎呢?这些多与患者的自身条件相关,而这些恰恰反映了患者自身需要保养和调整的地方。高玉瑃认为大部分人由于没有具备相应的医学知识,因此其使用的养生保健方法往往是盲目的,甚至有些人所使用的养生方法相对于自己来说根本就是错误的。一场疾病虽然对身体有不良影响,但在治愈它的过程中,通过自己的切身体会以及与医生的充分交流,人们往往就会对自己的身体情况有一个较为明确的认识。这样通过认真总结,在今后的预防和养生保健中就会有很强的针对性。比如有位腰膝疼痛的患者,在得病前经常进行运动锻炼以强身健体。他采取的是羽毛球运动,但是锻炼一段时间后出现了腰膝疼痛,这就很可能是由于他自身肾气不足,不耐劳损所造成的。当治愈后,他就可以通过这次疾病了解到自身的情况而改变运动保健的方式,平时在保健中以强腰固肾为主,并且在生活和工作中加强对腰膝的保护。这样一方面可以避免该病的复发,同时也能起到防治其他相关疾病发生的作用。

四、高玉瑃常用的防病方法

高玉瑃最常用的防病方法除针灸外还有中药、点穴按摩、食疗和心理调节等,立法主要是以调和脾胃、培补正气、疏通经脉、平衡阴阳为主,并结合患者的具体情况而定。曾有一位 50 岁左右的女患者,关节疼痛不适数月,手指关节僵硬疼痛,晨起症状尤为明显,活动后减轻,但关节尚无变形。患者到医院检查后怀疑为类风湿关节炎,经化验只有血沉升高,其他指标正常,西医尚不能明确诊断,嘱其注意观察。高玉瑃为其进行三伏灸治疗,于每一伏的第一天在其背部进行隔蒜灸。第一年灸疗后关节疼痛的症状就完全消失了,化验结果也恢复到了正常。后又巩固治疗 2 年,至今已过去 10 余年,未再出现该症状。这就是一个很典型的治未病的例子。

高玉瑃还主张患者在医生的指导下进行疾病的自我预防,提倡医生应根据患者的具体情况帮助患者设计适合其本人操作的、有针对性的、安全、简单、有效的保健方法。这些方法应当以按摩、点穴、锻炼为主,并可辅以艾灸和食疗。如对于肾虚腰痛的患者,高玉瑃经常教给他们揉腹、搓腰、揉耳朵的防病保健方法;对于肝阳头痛的患者,治愈后,高玉瑃往往在告知其如何调解情绪,同时还教给他们揉涌泉和太冲的方法以防疾病复发;对于脾胃功能较差的患者,高玉瑃不但要告诉他们相关的保健穴位、饮食禁忌,还会对他们进行心理疏导。

"不治已病治未病"是早在《黄帝内经》中就提出来的防病养生谋略,是至今为止我国卫生界所遵守的"预防为主"战略的最早思想,它包括未病先防、既病防变、已变防渐等多个方面的内容。多年的行医经历使高玉瑃深深地体会到了"治未病"的重要意义。她将"治未病"作为行医的理念和目标,特别重视多方位的立体保健理念,从预防、治疗、心理干预等多个角度全面为患者考虑,排忧解难,力争将疾病消灭在萌芽阶段,大大地为患者减轻了痛苦和经济负担。

第七节　饮食起居　养生有道

"养生"一词最早见于《庄子·内篇》,所谓"生"含有生命、生存、生长之意,所谓"养"有保养、调养、补养、护养之意。"养生"的内涵,一是如何延长生命的时限,二是如何提高生活的质量。高玉瑃已逾80高龄,但是她思维敏捷,思路清晰,耳不聋,眼不花,身材适中,行动灵活,毫无龙钟老态,还能正常出门诊,指导教学,为针灸事业的发展做出了积极的贡献,这很大程度上得益于高玉瑃自己有一套行之有效的养生经。高玉瑃认为中医是一门实践与思辨紧密结合的学科,作为一名中医大夫,职业目标就是使患者更健康长寿。从患者及课本上获得的经验是间接的,从自己身上体会出的道理有时更为直接和有效,这就像开始学习针灸时一定要在自己身上扎一扎、试一试一样。因此,做好自己的保健养生工作,既有益于自己的身体健康,又有助于对医学理论的理解实践,从而更好地帮助患者。

高玉瑃的养生理念主要来源于《黄帝内经》,特别是《素问》中的前三篇,概括地说主要是饮食起居的调节、精神的调摄两方面。高玉瑃常讲"人以天地之气生,四时之法成",因此要想搞好自己的养生保健就需要做到"法于阴阳,和于术数",而这种"法"与"和"往往是一种精神和生活自然而然地与阴阳术数规律的契合,并非有意做作而来。因此高玉瑃认为好的养生保健其实是一种健康的生活方式,并不是刻意而为之的,此谓不养之养。本节所介绍的就是高玉瑃的养生理念。

一、饮食有节,起居有常

高玉瑃认为,养生保健,首重饮食起居。《素问·上古天真论》中讲"上古之人,其知道者,法于阴阳,和于术数,食饮有节,起居有常,不妄作劳,故能形与神俱,而尽终其天年,度百岁乃去",这里直接将"饮食有节,起居有常,不妄作劳"作为"能形与神俱,而尽终其天年,度百岁乃去"的先决条件。那么如何才叫"饮食有节"呢?《养生录》中谈到饮食养生"六宜":食宜早些,食宜暖些,食宜少些,食宜淡些,食宜缓些,食宜软些。《素问·脏气法时论》中有"五谷为养,五果为助,五畜为益,五菜为充,气味合而服之,以补精益气"的观点,这些都是饮食有节的具体体现,也是我国传统的饮食文化和饮食养生的宝贵经验。高玉瑃的饮食观很简单但也很讲究,说简单是因为所吃的都是最普通的应季食物,每餐也谈不上丰盛;说讲究是因为对食物的搭配和选择,使其能既与季节和身体状况相应,又能达到营养均衡。高玉瑃认为各种水果、蔬菜、粮食都有它自身的营养价值,都可被人体吸收利用,主张饮食不能有所偏嗜,不能挑食,否则容易造成营养不良或是营养过剩。同时,高玉瑃认为饥饿及饮食过度都会损伤脾胃,因此饮食要有节制,不可过饱或过饥。高玉瑃还特别提出饮食切忌偏嗜和要控制肥甘厚味的摄入,她常常引用李时珍"爽口物多终作疾"这句名言来提醒大家。高玉瑃自己本身饮食一直十分简单,但营养搭配均衡合理,因此长久以来虽然体型略显清瘦,但精神饱满,动作轻劲。

高玉瑃不仅饮食既简单又讲究,而且生活起居也是如此。就拿高玉瑃的家庭环境来说,高玉瑃生活节俭,对家具物品等要求非常少,注重实用,不求奢华,但家具陈设摆放整齐,纤尘不染,没有一丝杂乱。她常说"东西多少,够用就行",整个居所给人以宁静、舒适、清雅的感觉,真正是做到了"静以修身,俭以养德"。高玉瑃的起居生活也是十分有规律的，每天几点起床、几点休息、几点上班、几点吃饭都是极有规律的，除了随着季节和天气变化进行适当的调整外，基本不会因为其他原因轻易打破。这一点是现代社会中大部分人很难做到的，尤其是还在工作的，因为应酬太多了，想做的事情太多了，各种娱乐也太多了。高玉瑃医术高超，退休后还坚持出门诊，也面临很多答谢应酬，但她都婉言谢绝，偶尔师生亲友之间组织一些活动需要出席的，也是早去早回，适可而止。至于娱乐活动，也就是看看书，散散步，练练八段锦和太极拳，至于跳舞唱歌一类的，向来是不感兴趣。高玉瑃常常说：如果想要养生，那么《道德经》上的"五色令人目盲，五音令人耳聋，五味令人口爽，驰骋畋猎令人心发狂，难得之货令人行妨。是以圣人为腹不为目，故去彼取此"这段话就值得大家好好研究。

对于运动锻炼，高玉瑃认为生命在于运动，指出运动锻炼也是养生保健的重要内容，即所谓"流水不腐，户枢不蠹"。运动锻炼有调畅气血、郁疏结散的功能。适当的运动能使周身的血液畅流不息，不致瘀滞；并能改善人体各系统的生理功能，保证脏器细胞的正常活动；促进人体新陈代谢，使人体保持旺盛的活力，是预防疾病、消除疲劳、恢复体力、获得健康长寿的要素。但高玉瑃同时又指出适当的运动可以健身，但过量的运动反而会伤害身体，妨碍健康。《素问·宣明五气》云："久视伤血，久卧伤气，久坐伤肉，久立伤骨，久行伤筋，是谓五劳所伤。"因此要根据自身情况把握好运动量。高玉瑃每日坚持锻炼身体，日常做些八段锦、太极拳，以80高龄坚持出门诊，亲自为患者诊治与指导学生，但她从不运动过量，也不主张过度操劳，主张将工作、休息协调好，使两方面得到相互促进而不是互相产生矛盾。

二、调节情志，以德养形

做到了饮食有节、起居有常就能达到养生的目的，那么就能获得健康长寿了吗？不是的。高玉瑃明确提出，饮食有节、起居有常的养生方法是上古之人的养生方法，因为上古时期社会关系简单，人们本身没有复杂的思想，过着"志闲而少欲，心安而不惧，形劳而不倦，气从以顺，各从其欲，皆得所愿，故美其食，任其服，乐其俗，高下不相慕"的相对淳朴的生活，因此可以做到恬淡虚无，加之饮食和起居生活的合理，就很容易达到"虚邪贼风，避之有时，恬淡虚无，真气从之，精神内守，病安从来"的状态，从而获得很好的养生保健效果。但是现代社会是不一样的，这种古今的变化不仅表现在饮食结构和所处自然环境的变化，最主要的是当今社会生活节奏的加快，社会关系的复杂化和人们世界观、人生观、价值观的改变。高玉瑃认为这当中起决定作用的是世界观、人生观、价值观的变化。上古之人的精神追求是"法师自然"，因此他们所提倡的就是"美其食，任其服，乐其俗，高下不相慕"，获得的结果是"志闲而少欲，心安而不惧，形劳而不倦，气从以顺，各从其欲，皆得所愿"。今时之人不然也，由于思想观念的不同，导致追求的生活不同，可以说正好与上古之人的追求相反。这就导致社会关系复杂，人与人矛盾增多，平时遇到的不顺心的事也较多，情绪波动大，这些对健康都十分不利，比如在临床上因为情绪波动而引起的突发性心脏病、脑卒中并不少见。因此高玉瑃认为成年人的病证往往与情志变化有关，即由于情志不遂引起气血运行的逆乱，从而发病。心为君主之官，心动则神动，只有心志淡泊，才能凝神静气，才能做到"精神内守，邪气不干"。所以高玉瑃强调养生一定要特别注意对情绪的调节,而调节情志的根本是改造自己的世界观、人生观和价值观,因而提出了以德养形的养生理念,认为要想减少和避免有害情绪的出现,就必须有良好而健康的心态作为后盾,要想保持良好而健康的心态,又必须有很好的道德修养才能做到。高玉瑃从自己的生活和工作中体会到,只有精神内守,才能专心一致做学问,钻研业务,才能提高医疗水平,更好地为患者解除痛苦。高玉瑃讲:少一分自私就会少一分烦恼,从而就会少一分对身体产生的不良影响。少一些不切实际的追求和妄想,踏踏实实地为患者多解决一些痛苦,自己也会多收获到安心和快乐,长此以往必然会达到"志闲而少欲,心安而不惧,形劳而不倦,气从以顺,各从其欲,皆得所愿"的精神状态,这也正是"所以能年皆度百岁而动作不衰者,以其德全不危也"的养生之道。因此高玉瑃将养心立德、宽以待人作为自己的处事原则,应该说这是高玉瑃养生保健的心法所在。

三、知时知量,知常知变

高玉瑃在养生保健上有一套"四知"理论非常符合中庸之道。这"四知"分别是知时、知量、知常、知变。

(一)知时

"知时"就是要根据时间的不同调整生活工作和养生方法。《素问·四气调神大论》论述了根据四季的变化调整生活的方法,如对于春季的要求是这样论述的:"春三月,此谓发陈,天地俱生,万物以荣,夜卧早起,广步于庭,被发缓形,以使志生,生而勿杀,予而勿夺,赏而勿罚,此春气之应,养生之道也。逆之则伤肝,夏为寒变,奉长者少。"《素问·生气通天论》对一天当中的情况进行了简要的介绍,如"故阳气者,一日而主外,平旦人气生,日中而阳气隆,日西而阳气已虚,气门乃闭。是故暮而收拒,无扰筋骨,无见雾露,反此三时,形乃困薄"。因此高玉瑃讲养生首先要顺应天时,并指出养生中的知时不仅包括起居,饮食、锻炼等各个方面都应随季节和每天的时间因素随时进行调整。

(二)知量

"知量"主要是指养生要有度。高玉瑃认为不管是饮食还是锻炼都应有一个合理的范围,过少则很难达到效果,过量则往往反为其害。比如有人通过练太极拳来进行养生保健,这是很好的运动,锻炼得法可以强健体魄、增强自身免疫力,获得较好的养生保健效果。但有些人不顾自己的身体承受能力,认为锻炼得越多越好,不论春夏秋冬,一律早上4点多就起来锻炼,一直练到7点钟、8点钟,结果导致每天精神疲惫,影响了正常的工作生活,甚至很快导致膝关节因负荷过大而造成的损伤,其实这就已经违背了《黄帝内经》所提出的"不妄作劳"的养生原则。饮食养生也是一样,如过于偏颇于某种养生食物,往往会引起自身营养的失衡,甚至是体质向不良方向转变。

那么这个"量"要控制到什么程度算是合适呢？按照高玉瑃的经验,以锻炼而言,每次锻炼的强度应当保持在锻炼之后自觉"微微汗出,轻松愉悦"为佳,不可有明显的疲劳感。就饮食养生而言,高玉瑃认为应当保持营养均衡,不可偏嗜于某种食物,再好的东西也要浅尝辄止。还有就是饮食不可过饱,六七分饱即可,此为知量。

(三)知常

"知常"主要是指万事都有其规律,养生也是一样,有其固有的规律。比如本文所列举的各种养生原则都是属于"常",这些是大的方向,应当注意把握。此外"知常"还有一层含义,就是每个人都要较为明确地知道自身情况,如自己是什么体质、一般适合于哪方面的锻炼,或平时适合吃什么样的食物、身体在饮食和活动方面有什么样的禁忌等等,这是人们养生保健的依据。

(四)知变

"知变"是与"知常"相对而言的,就是说在养生保健过程中要灵活,要知道变通。比如说锻炼,有人习惯用每天进行户外运动进行锻炼,但有时天气不好,雾霾很严重,这时就不适合再进行户外运动。再比如我们平时习惯的饮食起居生活,当环境变化时就必须做出相应的调整,这样才能对身体健康更加有利。另外,遇到五运六气的变化、四季的更替、风雨寒热的转变,以及自己身体情况的改变,生活和保健养生方式都应当做出相应的调整,这样才能做到天人相应,顺应自然,从而达到保身长全的养生目的。

四、防止意外,持之以恒

高玉瑃在讲到养生时特别提出一个情况就是防止意外,因为在高玉瑃的患者当中有一些是由于各种意外造成的伤害,如车祸、工伤或其他意外伤害。这些人大多数是年轻人,出现意外后有些人生活自理都很困难,就更别说养生保健了。当然这种情况古人也有提示,张仲景就把就把"房室、虫兽、金刃所伤"及"犯王法"而受到的惩罚作为导致人身受到伤害的原因。孟子曰"莫非命也,顺受其正,是故知命者不立乎岩墙之下。尽其道而死者,正命也;桎梏死者,非正命也",从某个角度上讲也可以说是讲的这个道理。高玉瑃把防止意外作为养生保健的一项重要内容,尤其是对于老年人,更是需要注意。有些运动应当根据自己的身体机能状况,认为可以就可试着做,不行则千万不要勉强,以防出现不必要的损伤。

还有一点就是高玉瑃认为任何养生保健的方法都是要持之以恒的,三天打鱼两天晒网是不行的。笔者在 20 多年前认识的高玉瑃老师,那时她 60 多岁,现在高玉瑃老师已经 80 多岁了。20 年来高玉瑃老师几乎没有什么变化,不仅仅是高玉瑃老师的身形体貌,就生活习惯和活动规律几乎都没有变化。高玉瑃老师讲找到一种适合于自己的养生方法就要持之以恒,坚持下去,直到情况发生变化,发现该方法不适合自己了,再根据具体情况进行改变和调整,这样持之以恒必然能够使身心受益。

总之,高玉瑃在养生方面提倡饮食有节,起居有常,注重心态平和,保持心情舒畅,精神愉快,主张以德养形和坚持适当的锻炼,特别提出了养生要有度,提出了知时、知量、知常、知变的养生观念,并认为最好的养生是一种科学良好的生活状态。高玉瑃也一直身体力行,坚持食饮有节、起居有常、不妄作劳、精神安乐等生活原则。所以高玉瑃 80 多的高龄仍耳不聋,眼不花,身体康健,此实乃养生有道也,值得我辈效仿。

针灸临床篇

燕赵高氏针灸学术流派,是近代河北地区最为重要的针灸流派。高玉瑃的父亲高季培(1908～1987)老先生,早年师从京津名医肖龙友、郭眉臣、王春园,尽得其传,擅长采用针灸治疗内、外、妇、儿等各科常见病、多发病及各种疑难杂症,疗效显著。高玉瑃承袭父业,16岁起跟随父亲学习中医,继承了高季培老先生毕生的针灸临床经验,是燕赵高氏针法的主要继承人。高玉瑃通过60余年的针灸临床,逐渐形成了中风、面瘫、头痛、眩晕、不寐等燕赵高氏针灸学术流派的优势病种,本篇所介绍的12种疾病正是高玉瑃常年针灸临床工作中治疗效果最为显著的疾病。希望通过本篇的论述,能够使大家对燕赵高氏针灸理论的临床应用有更加直观而深入的了解。

第一节 中 风

中风又名卒中,是以突然昏仆,不省人事,半身不遂,口舌㖞斜,或不经昏仆,仅以半身不遂,口舌㖞斜,言语不利,偏身麻木为主要表现的一种病证。本病以冬春两季为发病高峰,多见于中老年人,但近年来有低龄化发展的趋势。

一、病因病机

本病多由内因所致。由于患者脏腑功能失调,或气血素虚,加之劳倦内伤、忧思恼怒、用力过度,而致瘀血阻滞、痰热内蕴,或阳化风动、血随气逆,导致脑脉痹阻或血溢脉外,引起昏仆不遂,发为中风。其病位在脑,与心、肾、肝、脾密切相关。病性多为本虚标实,上盛下虚。在本为肝肾阴虚,气血衰少;在标为风火相扇,痰湿壅盛,瘀血阻滞,气血逆乱。而基本病机为气血逆乱,上犯于脑。从经脉循行角度讲,本病的病位虽然在头部,但手足三阳经、足厥阴肝经和督脉均循行于头面,且头为诸阳之会,故本病的发生又与手足三阳经、肝经、督脉密切相关。

现代医学认为,中风属于急性脑血管疾病,是一组突然起病的脑血液循环障碍,表现为局灶性神经功能缺失,甚至伴发意识障碍,称为脑血管意外或者脑卒中。其主要病理表现为脑梗死、脑出血和蛛网膜下腔出血,可单独或混合存在,也可反复发作。

二、辨证分型

现代医学将脑卒中分为出血性脑卒中和缺血性脑卒中,其中缺血性脑卒中又包括短暂性脑缺血发作、脑血栓形成、脑栓塞,出血性脑卒中包括脑出血、蛛网膜下腔出血。传统的中医学则按脑髓神机受损的程度与有无神识昏蒙分为中经络与中脏腑两大类。中经络者主要表现为半身不遂、口舌㖞斜或失语、偏身麻木,但无神识昏蒙;中脏腑表现为中经络症状的同时,伴有神识昏蒙等意识障碍。

(1)中经络:多为风痰入络,肝风夹痰,窜于经络,气血不调,运行不畅。症见半身不遂,麻木不仁,口眼㖞斜,舌强语涩,神志尚清,舌苔黄腻,脉象弦劲或缓滑。

(2)中脏腑

① 闭证:多为气火冲逆,血菀于上,肝风鸱张,痰浊壅盛。症见神志不清,牙关紧闭,两手握固,面赤,气粗,喉中痰鸣,声如拽锯,二便秘塞,脉象滑数或弦劲。

② 脱证:由于真气衰微、元阳暴脱所致。症见昏沉不醒,目合,口张,手撒,遗尿,鼻鼾息微,四肢逆冷,脉细弱或沉伏。

在疾病的演变过程中,中经络与中脏腑是可以互相转化的。中风病的急性期是指发病后2周以内,中脏腑的最长急性期可达1个月;恢复期是发病2周或1个月至6个月以内;后遗症期指发病6个月以上者。

三、针灸治疗

高玉瑃认为中风一病的病因病机非常复杂,但治法都应以调督通脑、化瘀通络为主。治疗时采取分期论治,根据疾病发生发展的不同时期,结合脏腑辨证、气血津液辨证,以局部取穴与远道取穴相结合,同时重视脾胃功能的调节。

(一)中脏腑

1.闭证:涌泉、劳宫

高玉瑃认为中风闭证的发生主要是因为阴亏于下,肝阳暴张,阳化风动,血随气逆,夹痰夹火,横窜精髓,蒙蔽清窍,形成上盛下虚,阴阳互不维系所致的危重证候,或是心火暴盛,或是素体阴虚,水不涵木,肝阳暴动,引动心火,风火相扇,气血上逆,心神昏冒,随致卒倒无知。正如《素问玄机原病式·火类》所说:"多因喜怒思悲恐之五志有所过极而卒中者,由五志过极,皆为热甚故也。"劳宫穴是手厥阴心包经的荥穴,涌泉是足少阴肾经的井穴。心包代心受邪,荥穴具有泻本经热邪的作用,针刺劳宫可起到泻心火、调神志的作用;涌泉位于足底,是人体最低的穴位,又是肾经的井穴,针刺涌泉可起到引火下行、滋水涵木的作用;同时,两穴所在部位神经分布丰富,给予强刺激,可同时起到苏神醒脑的作用。

2.脱证:多用灸法,关元、神阙(隔盐灸)

阴阳互根,元阳外脱,必从阴以救阳,宜用大艾炷同时重灸两穴,以挽回将绝之阳气,救虚脱。若虚阳浮越,可重灸命门、气海俞、肾俞等穴,补益肾阴,摄纳浮阳。

(二)中经络

头部:百会、神庭、风府、哑门、风池。

下肢:环跳、风市、阳陵泉、足三里、悬钟、太冲。

上肢:肩髃、曲池、手三里、外关、合谷。

口角歪斜:地仓、颊车等。

在针刺手法上,高玉瑃总以调督通脑为指导思想,重用督脉上的穴位,同时采取分期论治的方法。一般根据病情的需要多用互刺缪刺法、患侧刺法、双侧刺法。中风的急性期多表现为患侧肢体痿软,迟缓无力,治疗时先针健侧再针患侧,依次取穴。进入痉挛期,患侧肢体为拘挛僵硬强直的状态,此时先针患侧再针健侧。平稳期,健侧、患侧轮取。进针顺序早期从上而下,后期自下而上。

四、治疗特色

高玉瑃根据多年的临床经验,认为中风一病涉及脑、心、肝、肾、脾多脏以及经络和血脉。治疗大法虽以调督通脑、化瘀通络为主,也应兼以清心平肝、滋补肝肾、调养脾胃。治疗过程中,根据不同的时期而论治,制定不同的治疗方案,随时随证调整,体现了灵活多样的治疗方法,疗效显著,这些都体现出高玉瑃的治疗特色。

(一)调督通脑,化瘀活络

脑为奇恒之腑,又名"髓海",是精髓和神明汇集发出之处,又称为"元神之府",有主宰生命活动、精神意识和感觉运动的功能。脑主元神,神能驭气,散动觉之气于筋而达百节,令之运动,因而脑能统领肢体运动。"脑气筋入五官脏腑,以司视听言动。""人身能知觉运动,及能记忆古今,应对万物者,无非脑之权也。"督脉行脊里,入络脑,与脑、髓关系密切。通过针刺督脉上的穴位,可以起到调整脑功能的作用。高玉瑃对于中风病的治疗中重视调督通脑、化瘀通络,正是因为通过调督通脑可以起到事半功倍的效果。具体治疗主要选取督脉上的穴位百会、神庭、风府、哑门等穴位。这些穴位都分布于头部,可以充分发挥局部作用,而且从现代解剖学的角度分析,这些穴位所在位置的神经、血管都与大脑有着密切联系。通过针刺督脉上的穴位,可以使髓充神全,神全则气行,气行则有生机、感觉和运动。中风病病位在脑,高玉瑃以调督通脑、化瘀通络作为治疗该病的基本原则,正是抓住了疾病的关键所在。

(二)分期论治,随证变化

高玉瑃认为,中风一病的治疗,应当根据疾病所处的不同时期采取不同的治疗方案。对于中风的闭证,出现神志不清、面赤气粗等症状时,针刺涌泉、劳宫,针用泻法,重在泻肝清心、苏神醒脑,心、肝、肾同治。对于中脏腑的脱证,在西医治疗的同时,主张重用灸法,以回阳固脱,力挽狂澜。对于中经络的半身不遂,早期先针健侧,后针患侧,以实补虚;中后期,先针患侧再针健侧,因势利导,或者左右轮取,平补平泻。在疾病的早期,本虚标实,患侧经络气血空虚,左右失衡,泻健侧、补患侧以达平衡之意。中后期或是邪气壅滞于患侧,致肢体僵硬,或是有所恢复但气血尚失衡,可泻患侧引气血于健侧以达平衡的目的,或是平补平泻,调理经脉。

(三)互刺缪刺,法随证变

高玉瑃在治疗中风病时多采用缪刺互刺之法,但也不是一成不变的,而是随疾病的发展变化而随时调整针刺的方法。高玉瑃根据疾病发展的不同阶段,采取互刺缪刺法,或针患侧,或是双侧同取。急性期患者若表现为肢体迟缓、痿软无力,这多是患侧肢体气血不足所致,治疗时首先要使用补益气血的穴位和针法,如果需要双侧针刺时则应先针健侧再针患侧,依次取穴,取引领气血濡养患侧肢体之意。进入后遗症期,如果是患侧肢体为拘挛僵硬的状态,则是患肢邪气太盛,此时如需双侧用针则可先针患侧再针健侧,以避免邪气进一步壅滞;或者是患侧、健侧轮取,以达到通调经络的目的。

(四)下针有法,出针有序

高玉瑃在疾病的治疗过程中,十分重视下针及出针的顺序,认为治疗过程就是以针御神、以针调气的过程,针刺治疗主要是靠影响气血运行来达到治疗疾病的目的。治疗时要以针领气,气随针动,针刺的顺序就是引导气血运行的方向,有利于患者身体气机恢复正常的用针顺序就是正确的,反之则是错误的。用针的顺序是为临床治疗效果服务的,它可以直接反映出医生对疾病的认识和针对该病制定的治疗原则。起针的顺序亦然,因为它是收官手法,在某些时候会对针刺效果的延续起到关键性的作用,一般来说本着先刺先起、后刺后起的原则进行。针对中风病,早期多为肝阳上亢,风火相扇,痰火壅滞于上,可以从上往下针刺,引邪于下;中后期气血虚弱,可从下往上针刺,将气血往上引。起针时轻轻捻转,留下针感即可出针,如用泻法轻摇针孔,出针顺序同进针。

(五)调理脏腑,顾护脾胃

高玉瑃在治疗中风病时非常重视脾胃功能的调节。高玉瑃认为脾胃是后天之本、气血生化之源,只有顾护好脾胃功能,经脉里的气血才能充盛,才能更好地发挥针灸的作用,"有水才能行舟"。因为针灸是通过影响人体经脉中的气血运行来调节脏腑九窍、四肢百骸的,如果气血本身生成不足,那么针灸效果就会受到影响。特别是一些老年中风病患者,由于中气亏虚,脾失健运,聚湿生痰,痰瘀化热,阻滞经络,蒙蔽清窍,或是肝旺脾虚,横逆犯脾,脾运失司,内生痰浊等,都与脾胃关系密切。《丹溪心法·中风》谓"湿土生痰,痰生热,热生风也",以及《临证指南医案·中风》云"风木过动,中土受戕,不能御其所胜……饮食变痰……或风阳上僭,痰火阻窍,神识不清",所以在疾病的各个阶段都要注意顾护胃气。早期利湿化痰,可防止肝气克伐太过;中后期气衰血少,气滞血瘀,脾胃旺则气血盛,促进气血流通。因而调脾胃,护胃气贯穿整个疾病的治疗过程。

五、典型验案

验案 1

刘某,男,50 岁,于 2014 年 2 月 8 日突发脑血管疾病住院。头颅 MRI 示急性脑梗死,定位额叶、颞叶、岛叶、左基底节区。查体:右侧偏瘫,失语,无意识障碍,舌红,苔黄,脉弦数。中医诊断:中风,中经络。证候类型:痰瘀阻络。治则:息风化痰通络。

针刺处方:百会、哑门、风池、神庭、地仓、颊车、金津、玉液、上廉泉、肩髃、曲池、手三里、合谷、通里、伏兔、风市、足三里、三阴交、太溪、太冲。

针刺方法:哑门、上廉泉、金津、玉液快刺不留针,其他穴位先针健侧,后针患侧,泻健侧,补患侧,针刺顺序由上而下,留针 20 分钟,起针顺序同进针顺序,每日 1 次,10 次一疗程。嘱患者适度运动,坚持康复锻炼,以早日恢复。3 个疗程结束时患者基本自理,能发单音节的字。

验案 2

张某,男,55 岁,于 2014 年 8 月 4 日来我科门诊就诊,诉半年前因脑出血住院治疗。查体:神清语利,无面瘫,无饮水呛咳,左侧偏瘫,肌张力高,肢体僵硬。中医诊断:中风,中经络。证候类型:阴虚风动。治则:滋阴息风通络。

针刺处方:风府、风池、肩髃、曲池、手三里、外关、合谷、神门、风市、足三里、三阴交、太溪、太冲。

针刺方法:风府快刺不留针,其余穴位先针患侧,后针健侧,针刺顺序自上而下,留针 20 分钟,起针顺序同进针顺序,每日 1

次,10次一疗程。2个疗程结束时患者肌张力下降明显,肢体关节活动较以前灵活。

验案3

王某,男,58岁,系脑梗死第二次发病。初诊时卧床,右侧肢体偏瘫,二便不能控制,认知差,基本失语。中医诊断:中风。证候类型:肝肾亏虚。治则:补肝肾,息风通络。

针刺处方:风池、风府、心俞、肝俞、膈俞、脾俞、肾俞(以上腧穴快刺不留针)、百会、神庭、肩髃、曲池、手三里、外关、合谷、神门、风市、足三里、三阴交、太溪、太冲。

针刺方法:患侧、健侧轮流取穴,平补平泻,针刺顺序由下而上,留针20分钟,起针顺序同进针顺序,每日1次,10次一疗程。1个疗程结束,患者能够独立行走,但二便不能控制,语言能力较差,不能交流。第2个疗程时,鉴于患者肢体恢复较好,改针法以调督通脑为主,患者侧卧,背部腧穴留针,加大肠俞、膀胱俞,肢体穴位同前,患侧、健侧轮取,留针20分钟。第2个疗程结束时,患者能主动上厕所,语言交流基本正常。

六、总结体会

中风是一种常见病、多发病,致残率极高,随着生活水平的不断提高,发病率一直呈上升的态势。针灸对中风病的疗效确切。中医学认为,疾病的产生是人体经络、脏腑阴阳平衡失调所致,因此,针刺治疗疾病的关键在于通过对穴位的刺激使经络、脏腑之间达到平衡状态。中风一病病位在脑,涉及心、肝、肾等脏腑,加之患者平素气血亏虚,而致形成上实下虚,阴阳不相维系的危急证候。在中风病的治法和病位上争议颇多,但目前以脑立论者还是为主流。在经络循行分布上,督脉不仅直接入络脑,而且还联系到心、肾等与脑密切相关的重要脏器,因而治疗中调理督脉经气就显得尤为重要,黄鼎坚等研究发现以调督为主的针刺组在治疗中风病上优于头针组和以阳经为主组。

高玉瑃治疗中风病以调督通脑、化瘀通络为主,兼以清心平肝、滋补肝肾、调养脾胃。治疗过程中,分期论治,根据不同时期,采取不同的治疗方案,随时随证调整,体现灵活多样的治疗方法,疗效显著。选穴组方时重视对后天脾胃功能的培固。提倡使用子午流注针法,重视针刺顺序与人体气机的配合。用针手法上,重视押手的功能及补泻时对刺激量和留针时间的把握,推崇呼吸补泻法和子午流注针法,临床疗效非常显著。高玉瑃至今已从事针灸临床 60 余年,不断总结创新,逐渐形成"燕赵高氏针灸学术流派"。

参 考 文 献

[1]　黄鼎坚,刘彪,陈尚杰,等.脑梗死针灸治疗方案的优选及对 IR 的影响[J].中国针灸,2005,25(2):79.

[2]　王利,闫德英.母子补泻法治疗中风恢复期疗效观察[J].中国针灸,2005,25(5):309.

第二节　头　痛

头痛是患者自觉头部疼痛的一类病证,是临床上的常见病、多发病,其中疼痛剧烈、时发时止、经久不愈者又称"头风"。头痛既可单独出现,又可与其他疾病相伴出现,表现复杂,可见于多种急、慢性疾病。

一、病因病机

中医学认为头痛的发生常因外感六淫、内伤七情、饮食失调、外伤瘀血等因素,导致头部经络功能失常、气血失调、脉络不通或脑窍失养而痛。外感多以风邪为主,兼夹寒、夹湿、夹热等随风上扬,阻塞经脉,瘀滞气血引起头痛;内伤情志导致脏腑功能失调及气机紊乱也会引起头痛;饮食不调则生痰生湿,阻塞气机,或脾胃受损,气血化生不足而经脉失养从而引起头痛症状;此外还有跌扑损伤、瘀血内停都可引起头痛;脑为"髓海",髓海不充,或肾气不足亦会引起头痛。从经脉循行角度讲,本病的病位虽然在头部,但手足三阳经、足厥阴肝经和督脉均循行于头面,且头为诸阳之会,故头痛的发生又与手足三阳经、肝经、督脉密切相关。

现代医学认为,引起头痛的病因众多,大致可分为原发性和继发性两类。原发性头痛不能归因于某一确切病因,也称为特发性头痛,常见的如丛集性头痛、偏头痛、紧张型头痛等;继发性头痛病因可由各种颅内病变如脑血管疾病、颅脑外伤、颅内感染、颅内占位性病变等继发引起,也可由全身性疾病如发热、高血压、内环境紊乱、毒物及药物中毒、精神因素等原因继发引起。

二、辨证分型

现代医学对头痛的分型较为繁杂,传统的中医学往往根据导致头痛病因病机的不同将其分为外感头痛和内伤头痛两大类,外感头痛往往又细分为风寒头痛、风热头痛、风湿头痛等几种证型,内伤头痛又分为肾虚头痛、肝阳头痛、痰浊头痛、瘀血头痛等证型分别论治。此外还有将头痛按部位划分为前额痛、颠顶痛、后头痛、偏头痛、全头痛等进行分析和治疗,此种划分方法多用于针灸疗法,属于经络辨证范围。

高玉瑃认为,由于头痛是临床十分常见的自觉症状,外感内伤均可引起,而且头痛既可单独出现又可与其他病证相伴出现,表现复杂,故临床治疗时往往涉及多种辨证方法。如果各种辨证方法交错不清,容易导致治疗思路的混乱,辨证有误则很难取得理想效果。从临床实际来看,多数患者头痛发作时都有明显的部位特征,在使用针灸方法治疗时首先应当根据疼痛部位采用经络辨证进行分经论治,同时辅以脏腑辨证等其他辨证方法,提出了"经络辨证为主,多种辨证相参"的治疗头痛的辨证模式。

对于头痛首先应根据疼痛的部位按照经络辨证的原则将其分为太阳头痛、少阳头痛、阳明头痛、厥阴头痛进行分经选穴论治。

阳明头痛:前额、眉棱、鼻根部疼痛。

少阳头痛:侧头部疼痛。

太阳头痛:后枕部疼痛,或下连于项部疼痛。

厥阴头痛:颠顶疼痛。

而对头痛部位特征不十分明显,不易进行分经论治的患者,可根据患者整体情况或头痛特点参用其他辨证方法选穴。对一些长期头痛或体质特征明显的患者也可在经络辨证的基础上配合脏腑辨证等其他辨证方法进行选穴。如患者头痛绵绵、常年不痊愈、身体消瘦、面色萎黄、语声低微的多为气血不足不能上荣之血虚头痛,此时在治疗时就可按脏腑辨证,配合健脾和胃、益气养血的穴位进行治疗。而头痛剧烈、面赤口苦、急躁易怒的患者其多为肝阳上亢之头痛,此时则宜配用肝经的穴位平肝潜阳。此外对于一些头痛发作有时的患者,高玉瑃则多按发作时间特点,配合子午流注纳子法选穴治疗;对于一些顽固难愈的头痛往往加入子午流注纳甲法所选的穴位进行治疗,常能获得显著疗效。高玉瑃认为对于顽固性头痛,虽非定时发作,按子午流注纳甲法选穴配合治疗时,当所开穴位与头痛相应时疗效最为显著,如所开穴位与头痛不相关则疗效稍显逊色,这一点值得在临床上进行更加深入的研究应用。

附:头痛常用的辨证分型

1. 外感头痛

(1)风寒头痛:头痛时作,牵及项背,遇风尤剧,恶风畏寒,常喜裹头,舌苔薄白,脉浮紧。

(2)风热头痛:头痛而胀,甚则胀痛如裂,面红,发热恶风,口渴欲饮,舌质红,舌苔薄黄,脉浮数。

(3)风湿头痛:头痛如裹,昏胀沉痛,肢体困倦,胸闷纳呆,小便不利,大便或溏,舌苔白腻,脉濡。

2. 内伤头痛

(1)肝阳上亢:如头胀痛或抽痛,痛时常有烘热,面红目赤,心烦口干,耳鸣,舌红,苔黄,脉弦数。

(2)气血亏虚:头痛绵绵,常年不痊愈,伴头晕,神疲乏力,面色㿠白,心悸寐少。

(3)痰浊上扰:头痛昏蒙,脘腹痞满,恶心食少,痰多黏白。

(4)瘀血阻络:头痛反复,经久不愈,痛处固定,痛如锥刺,舌紫暗或有瘀斑。

(5)肝肾阴虚:头痛眩晕,时轻时重,视物模糊,五心烦热,口干,腰酸腿软,舌红少苔,脉细弦。

三、针灸治疗

高玉瑃认为头痛的病因病机复杂多变,但治法都应以祛邪止痛为要,治疗时首先应当根据疼痛部位采用经络辨证进行分经论治,选穴应局部穴位与远道穴位相结合,对于复杂病例应当结合脏腑辨证、气血津液辨证等其他辨证方法共同分析,一般在治疗迁延不愈的患者时还应重视对脾胃功能的调节。

在选穴方面,局部多以风池、攒竹为主,并配合远道相关经络的原穴或经穴。高玉瑃通过长期的临床实践总结出了四组经验对穴,专门作为经脉辨证时的主穴使用,疗效显著,具体如下。

偏头痛:风池、丘墟。

前额痛:攒竹、解溪。

后头痛:天柱、昆仑。

颠顶痛:百会、涌泉。

如需要使用其他辨证方法配合时,可根据患者的体质或疾病的具体情况随证灵活选穴,且一般作为配穴使用,具体如下。

肝阳上亢:肝俞、三阴交、行间。

气血亏虚:关元、足三里、三阴交。

痰浊上扰:中脘、丰隆、太白。

瘀血阻络:膈俞、委中、血海。

肝肾阴虚:太冲、太溪、肝俞、肾俞。

头痛发有定时:以子午流注纳子法开穴,实证在当值之时泻其子穴,虚证在当值之时的下一时辰补其母穴。

在针刺手法上,高玉瑃重视押手的功能,取穴要求位置准确,对于偏于一侧的头痛多使用巨刺与缪刺之法。对于虚实补泻则认为头痛一病均为虚实夹杂,针刺时宜攻补兼施,临床需依据患者体质及疾病性质来决定补泻,或补中有泻,或泻中有补,或先补后泻,或先泻后补,但总应以祛邪止痛为重,如此才能获得良好而持久的疗效。补泻手法以呼吸补泻和捻转补泻为主,对于实证采用"重手法久留针",一般留针 40 分钟左右;虚证采用"轻手法少留针",一般留针 15 分钟左右。用针顺序一般先取远端腧穴进行针刺,待头痛缓解后再取头部腧穴进行治疗。

四、治疗特色

高玉瑃家学渊深,治学严谨。从前面的介绍不难看出高玉瑃在治疗头痛时选穴十分精炼,即使是治疗一些久治不愈的头痛患者,往往也就选择三五个穴,但疗效却十分显著。究其原因,应该说是与高玉瑃的治疗特色有密切的关系。

(一)取穴准确

高玉瑃行医数十年经验不可说不丰富,但其取穴向来都是仔细切寻确认,从不草莽从事。高玉瑃认为,针刺时穴位一定要取得准确,这样才能为下面的催气行针及补泻操作打下良好的基础。在治疗头痛时,不论是头部的穴位还是足部的穴位,都要先仔细切寻确定之后才进针。

(二)选穴相应

高玉瑃针灸时非常重视穴与证相应,穴与穴相应,穴与时相应。

高玉瑃每用一穴必仔细推敲。如头痛分经论治的四组穴位,很明显都是头部一个、足部一个,两两相和相应。头部和足部的穴位这么多,为什么要这么选择搭配呢? 偏头痛选风池、丘墟是因为

"风为阳邪,易袭阳位",头为人之至高之处,最易受到风邪侵扰而得病。寒邪、湿邪由于为阴邪,如无风邪相助很难上达头部。火邪虽为阳邪易于上攻,但很难与寒邪、湿邪相和。因此头痛多与风有关。偏头痛按部位属少阳,风池既是少阳胆经的穴位又是治风的要穴,因此偏头痛首选风池来开泻风邪。高玉瑃认为,各种头痛多与风有关,因此风池治疗各种头痛时都可选用。丘墟为胆经原穴,在位置上与风池相应,在功能上能够激发和振奋胆经的经气以助风池的散风之力,两穴联合使用治疗偏头痛可谓珠联璧合。对于后头痛选用天柱、昆仑与偏头痛又有所不同。后头枕项部是属于太阳经,太阳寒水最易受风寒之邪侵袭,因此治疗的要点是以风寒为重点。昆仑穴为膀胱经的经穴,穴性属火,因此既可以温散寒邪又可以疏散风气,对太阳头痛最为合适。而天柱穴位于头项之交、关节之处,是疏通头项上下的要枢。《灵枢·五乱》在治疗气乱于头时,第一个穴位也是局部选的唯一的穴位就是天柱,其作用可见一斑。因此高玉瑃在治疗太阳头痛时选取的穴位就是天柱、昆仑,仔细推敲真是非其莫属。其他两组穴,前额痛用攒竹、解溪,颠顶痛用百会、涌泉,也是如此。虽然这两组穴并没有像前两组一样在同一条经脉上,但在选择时也是根据疾病的特点仔细推敲确定,各有深意,真正做到了精益求精,用之临床疗效斐然。

(三) 针刺顺序

高玉瑃在临床治疗实践中非常重视进针顺序及出针顺序,强调进针出针的先后顺序应与患者的气机升降出入相结合,认为正确的进针和出针顺序对调节患者的气机有至关重要的作用,是取得疗效的关键要素之一。在某些疾病中行针顺序甚至会直接决定治疗效果。《大学》云"物有本末,事有终始,知所先后,则近道矣",

针灸也是同样的道理。在针灸临床中,这个"先后"既指标本缓急之先后,又指针刺的顺序先后。疾病是气机运转失调所致,相同的针刺组方,针刺先后顺序的不同对气机运行的影响也不同,所治疗的疾病也不相同,有些时候甚至起到完全相反的作用,这在针灸临床中非常重要。高玉瑃经常讲"以针领气,气随针动,针刺的顺序就是气血运行方向"。具体到头痛的治疗,尤其在分经论治的这四组穴位针刺时进针与出针顺序确实与众不同:高玉瑃根据《灵枢·周痹》所记载的"痛从上下者,先刺其下以过之,后刺其上以脱之"的顺序,一般要求先取远端腧穴进行针刺,待头痛缓解后再取头部腧穴进行治疗。如此顺序既有利于疏解头部瘀塞之气血,又有利于调整周身之气机。"不通则痛",一般头痛患者,多为经脉受阻于头部,气血壅滞不通于上而致头痛。此时首先针刺远端腧穴,可引气下行,使壅滞于头部的气血得以下降,如此头痛症状可迅速缓解。之后再针刺头部腧穴,与先前所取之远端腧穴遥相呼应,疏通经脉,引导调节周身气机升降出入,使"气从以顺",如此以达到标本兼治的目的。而治疗头痛的出针顺序一般采取"降逆出针法",即先起头部之针,后起远端之针,如此顺序可使患者阴平阳秘、气机通达,以达到加强和巩固治疗效果的作用。

(四)巨刺缪刺

高玉瑃在治疗头痛时,多在远端使用巨刺与缪刺之法,尤其在经络辨证之分经选穴时更是如此。《素问·调经论》曰:"身形有痛,九候莫病,则缪刺之;痛在于左而右脉病者,巨刺之。"高玉瑃认为在治疗头痛时,远道选穴必不可少,不论缪刺与巨刺都是指远道取穴法,而且都在肘膝以下。选穴时当凭脉而定,两脉正常时可选对侧穴位行缪刺之法,如对侧脉异常则仍选对侧行巨刺之法,如同侧脉异常则选同侧,如两侧脉均异常则可双侧同时针刺。高玉瑃认为,就头痛而言,绝大多数都需要进行巨刺或缪刺。一般疾病较轻或初病时,病邪尚浅未入血脉,此时多用缪刺。而久病或病情较重的患者,使用巨刺或双侧同时取穴的情况就相对常见。

高玉瑃还强调远端穴位选取时也有规矩可依。《灵枢·顺气一日分为四时》中言"病在脏者,取之井;病变于色者,取之荥;病时间时甚者,取之输;病变于音者,取之经;经满而血者,病在胃及以饮食不节得病者,取之合。"因此当患者头疼表现为时轻时重者,远端当取输穴。如同样是颠顶痛,分经选穴应属足厥阴肝经,如疼痛以"时间时甚"为主要特点的,则可选输穴"太冲";如发作时兼见面红目赤的则属于"病变于色者",可选荥穴"行间";如无明显特征的,可按所列的四组对穴针刺或选择原穴进行针刺。其他经脉的选穴可以此类推,疗效可靠。

(五)针刺补泻

高玉瑃在治疗时重视补泻,认为无论何种头痛均为虚实夹杂,针刺时宜攻补兼施。临床需依据患者体质及疾病性质来决定补泻,或补中有泻,或泻中有补,或先补后泻,或先泻后补,但总应以祛邪止痛为重,如此才能获得良好而持久的疗效。

对于补泻方法,高玉瑃提倡使用呼吸补泻法,认为呼吸补泻是源于《黄帝内经》的正统补泻方法。《素问·离合真邪论》"吸则内针……呼尽乃去,大气皆出,故命曰泻……呼尽内针……候吸引针……故命曰补"一段详细记载了呼吸补泻的方法和要求。较之《黄帝内经》中所提到的其他补泻方法而言,此段呼吸补泻法描述最为详细,由此可见此种补泻方法的重要性。高玉瑃还谈到此种补泻方法的精妙之处在于能将补泻手法与全身气机之升降出入相结合,补泻作用强大而直接,不局限于何经何穴,是一种整体调节的方法,并且患者痛苦小,易于接受。

在针刺手法的轻重方面,高玉瑃主张攻邪之时应采用"重手法久留针",一般实证留针 40 分钟左右,对个别头痛顽固而剧烈的患者主张留针至 2~4 个小时;而在调理虚证时则当采用轻手法,留针时间宜短,一般 15 分钟左右即可。比如在治疗三叉神经痛引起的剧烈头痛时,虽为本虚标实证,但高玉瑃仍重泻合谷久留针,使疼痛迅速缓解,此为急则治其标;待到疼痛缓解后,再取少阳、阳明、任脉等经腧穴进行调治,此时针法轻灵且留针时间较短,此为缓则治其本。如此则充分体现了标本、缓急、虚实、轻重之不同,每每获得佳效。

(六)重视脾胃

高玉瑃在治疗头痛时非常注重对脾胃功能的调节,强调在治疗各种头痛时均要考虑患者的脾胃功能是否异常,选穴组方也时刻不忘顾护脾胃,特别是对迁延不愈的头痛更是如此。

高玉瑃认为脾胃是后天之本,是人生命活动能量的源泉,经脉中气血的生成依赖脾胃的正常运转。针灸是通过影响人体经脉中的气血运行来调节脏腑、九窍、四肢、百骸的。如果气血本身生成不足,那么针灸效果就会受到影响。因此治疗各种头痛一定要兼顾脾胃,"正气存内,邪不可干",调理好脾胃就是顾护正气。特别是一些慢性头痛或顽固性头痛,一定要注意调节脾胃功能。急性头痛治愈后的巩固期也要注意此问题。比如临床遇到慢性头痛或血虚头痛的患者,首先应当考虑是否存在脾胃功能失调,因为久病必然伤及脾胃,脾胃是气血生化之源,脾胃功能失调则导致气血不足,就会引起相应症状。此时首先应当调节脾胃,再配以理气、活血、解郁的治法,这样既可以使气血有所生,又能够使气血流通无碍,如此则正气可复,其病可除。此外对一些急性头痛的患者,也不可忽略对脾胃的调节。急则治其标、缓则治其本,患者急性头痛发作时,需要迅速止痛以治标;一旦症状缓解,则当整体调节以治本。从"脾胃为后天之本"的角度来看,也可以理解为调脾胃即是"治本"的重要手段。

五、典型验案

验案 1

张某,女,50 岁,2013 年 4 月 2 日初诊。患者因前一日与人争吵出现剧烈头痛,一夜未眠,而来就诊。患者体型适中,心烦口干,耳鸣,来时仍有头痛间歇发作,发作时疼痛剧烈,目红面红,舌红,苔略黄,脉弦数。头颅 MRI 检查未见异常。中医诊断:头痛。证候类型:肝阳上亢。

针刺处方:太冲透涌泉(双侧)。

针刺操作:泻法(强刺激),5 分钟行针一次,留针 40 分钟。针刺后患者疼痛症状消失。次日复诊,患者诉前一日治疗后头痛较前明显减轻,能够睡眠,但睡眠轻浅,右侧头仍偶有隐痛,依次取外关(右)、足临泣(左)、太冲(左)、太溪(左)、足三里(双)、风池(双),平补平泻(轻刺激),留针 15 分钟,隔日 1 次,治疗 3 次后患者诸症消失。

按:患者头痛发病在与人争吵之后,属于情志失调之内伤头痛。根据发病原因、症状及舌脉不难推断出其头痛的证候类型应为肝阳上亢。高玉瑃首诊选择太冲透涌泉强刺激久留针,就是直取主题——平肝潜阳。太冲是肝经输穴。《黄帝内经》云:"病时间时甚者取之输。"该患者当时头痛间歇发作,用此穴最为适宜。且太冲又为肝经原穴,既能疏肝又能养肝,因此选择太冲。选取涌泉穴是取滋水涵木之意,使肝阳有所依附。且高玉瑃认为头痛多为虚实错杂之证,该患者年逾50,七七之限已过,肾气已衰,涌泉为肾经的井穴且穴性属木,如此则既能激发肾经经气又可起到涵木之意。太冲透涌泉的刺法既是沟通母子使龙归大海,又使肝可平,阳可潜,头痛可除。但尽管如此,首诊所用的治法仍是偏重于攻伐,是以祛邪止痛为重,此为治标之法;复诊所用之治法、所选之穴位均较为平和,属于头痛解决之后的巩固治疗和休养生息之法,此为治本。

验案 2

黄某,男,48岁,2013年5月21日初诊。患者诉近半个月每日凌晨4点左右后头及颈项部疼痛发作,之后辗转难眠至6点多,起床后方能自行缓解。头颅 MRI 检查未见明显异常;颈椎 X 片示颈椎生理屈度变直,无椎动脉受压异常。患者饮食可,小便正常,大便秘结,舌淡,苔薄黄,脉数。中医诊断:头痛。证候类型:太阳经头痛。

针刺处方:列缺(双侧)。

针刺操作:泻法(强刺激),5分钟行针一次,留针40分钟。针刺后患者疼痛症状消失。次日复诊,疼痛即未发作,遂针支沟、列缺、中脘、天枢、关元、大肠俞、上巨虚、照海等穴以善后。

按:此例患者头痛发作的时间特征非常明显,为寅时头痛,寅时为肺经所主,按一般子午流注的选穴实证应在寅时取其子穴尺泽泻之,虚证则在卯时补其母穴太渊。疼痛症状本是属于实证或标实证,应当首先考虑使用泻法,在5点到7点之间泻尺泽穴,很明显此时不方便治疗。因此可在其他时间选用肺经的原穴或输穴用泻法治疗,而肺经的原穴和输穴是同一个穴位太渊,太渊又为肺经母穴,而此穴易补不易泻。考虑到患者便秘、苔黄可知阳明有热,肺与大肠相表里,故选择肺经的络穴列缺,一方面"头项寻列缺",此为病与穴相合,另一方面列缺为肺经络穴,别走手阳明大肠经,可调理大肠,一穴两用,标本兼治。由于只用列缺一穴,且又穴、证、时相应,因此力量精专强大,一次治疗头痛症状即除。复诊选用穴位是巩固疗效、调节阳明肠腑机体的治病求本之法。

验案3

张某,男,51岁,2013年3月21日初诊。主诉:右侧偏头痛多年。患者为业余书法家,身体消瘦,纳差,精神疲惫,少气懒言,每于劳累后出现右侧偏头痛,头痛隐隐,时发时止,睡眠质量下降,经休息后可自行缓解,大便溏,小便可,舌淡苔白,脉细涩。近2个月来,头痛症状加重,发作频频,休息后不能缓解,服用各种中西药物疗效也不理想。曾做头颅CT及脑电图检查,未见异常,颈椎X片查示颈椎退行性变。中医诊断:头痛。证候类型:气血亏虚。

针刺处方:① 风池(右侧)、丘墟(左侧)、中脘、天枢(双侧)、关元、脾俞(双侧)、足三里(双侧)、三阴交(双侧)、照海(双侧)。② 丝竹空透率谷(右侧)、胃俞(双侧)、中脘、天枢(双侧)、气海、外关(右侧)、足临泣(左侧)、血海(双侧)、太溪(双侧)。

针刺操作:每天按治疗时间首先针刺子午流注纳甲法开穴,随后以上两组穴轮取,使用补法(轻刺激)。10分钟行针一次,留针20分钟,每日1次。治疗5次后,患者头痛明显缓解,睡眠及饮食好转,精神转佳。继续治疗10次后诸症消失。

按:此例患者属于气血亏虚的慢性头痛,患者虽然按经脉辨证属于少阳头痛，但根据其体质和症状综合判断，气血亏虚是导致其头痛的根本原因，因此治疗应当以益气养血、调理少阳为治疗大法。因考虑其体质较弱，且补益气血需要一定的时间，因此在选穴上使用两组处方交替应用，一方面能减少针刺的数量，一方面可以使穴位得到休养的同时保持治疗效果。方中所选穴位均以调理脾胃、益气养血为主，中脘既是腑会又是胃的募穴，配以胃的下合穴足三里和胃背俞穴可以和胃，脾俞及三阴交、血海等可以健脾，血海、气海、关元等穴又可辅助益气养血以治其本，再加上风池、丘墟、足临泣、外关、丝竹空透率谷等穴，调节少阳经之气血，不仅能止少阳头痛而治其标，而且还可起到疏土助脾胃运化的作用。加入子午流注开穴可加强治理作用，尤其开穴与疾病相应时效果更为理想。

六、总结体会

头痛是中医临床上常见的症状，既可作为一种疾病单独发作，也可作为其他多种急、慢性疾病的兼症出现。针灸治疗头痛已经有了确切的疗效，从古至今很多名家都探索和总结了治疗头痛的方法和经验。多数医家重视头痛的经络辨证治疗，主张按部位分经论治，并将头痛按部划位分为前额痛、颠顶痛、后头痛、偏头痛、全头痛等进行分析和治疗，很有临床实用价值。很多名家在治疗头痛方面也有很好的个人经验，其中有以"通"为法者，如针灸泰斗、国医大师贺普仁老先生就主张头痛多为气滞，当用"三通法"来治疗头痛；也有以调督脉与少阳为重者，如王麟鹏教授主张以督脉的太阳、神庭等穴配合少阳经的率谷、风池、角孙等穴为主治疗头痛；更有以现代医学研究为切入点者，如廉玉麟教授就主张按照现代医学对头痛病因病机的分析进行分类,从而为针灸疗法提供相关的选穴治疗依据。这其中不乏疗效确切、操作安全的治疗方法,很值得我们继承和挖掘。

　　高玉瑭亦善治头痛,尤其善于治疗各种顽固性头痛。高玉瑭认为尽管头痛的病因病机复杂多变,但治法都应以祛邪止痛为要;在辨证方面应以经络辨证为主,尤其注重对足三阳经及肝经、肾经的调节;选穴组方时重视对后天脾胃的功能的培固;提倡使用子午流注针法,重视针刺顺序与人体气机的配合;用针手法上,重视押手的功能及补泻时对刺激量和留针时间的把握,推崇呼吸补泻法和子午流注针法,临床疗效非常显著。

参 考 文 献

[1]　秦越人.难经[M].北京:科学技术文献出版社,1996.

[2]　高树中,杨骏.针灸治疗学[M].北京:中国中医药出版社,2012.

[3]　高鹏翔.中医学[M].北京:人民卫生出版社,2014.

第三节　眩　晕

　　眩指眼花,晕指头晕,眩晕通常指患者自觉头晕眼花,眼前发黑,视物旋转,不能坐立,多伴有恶心、呕吐、出汗等症状,甚则晕倒。

　　现代医学认为本病多见于高血压、动脉硬化、内耳性眩晕等。高血压病引起的眩晕是由于高血压患者血管侧压力较大,先是引起血管被动性扩张,引发搏动性头痛,头晕,继而反馈性引起血管收缩,降低血管容量,导致供血不足,时间较长者可以通过动脉硬化等影响供血,从而出现眩晕症状。本节主要对高血压引起的眩晕做以介绍。

一、病因病机

早在《黄帝内经》中中医就提出了眩晕的病因,"诸风掉眩,皆属于肝""上气不足""髓海不足"。《灵枢·卫气》曰:"上虚则眩。"《灵枢·大惑论》中曰:"故邪中于项,因逢其身之虚……入于脑则脑转,脑转则引目系急,目系急则目眩以转矣。"此后,张仲景首倡"痰饮致眩"之论,金代刘河间认为"风火相搏"是眩晕的主要原因,元代朱丹溪倡导痰火致眩学说,明代张景岳多责之于虚,"无虚不作眩"……历代医家在不同时期提出了各自的观点,实际上是从不同的角度完善了眩晕的病因、病机和治疗方法的理论知识。纠其根,本病的发生,病位在清窍,与肝、脾、肾三脏的关系密切,病性多为本虚标实,气血不足、肝肾阴虚为病之本,风、火、痰为病之标。其发病过程中,各种病因病机可相互影响,相互转化,形成虚实夹杂的证候。或阴损及阳,阴阳两虚;或肝风痰火上蒙清窍,阻滞经络,形成中风;或突发气机逆乱,清窍暂闭或失养引起眩晕。因其有发展为中风的可能,故应积极治疗,防止传变。

二、辨证分型

眩晕的辨证应辨虚实、脏腑。传统针灸根据临床上眩晕发生的病因病机,将其分为虚实两端。高玉瑃则认为单一辨证为虚实不能全面反映疾病的情况不利于临床治疗,故其临床治疗眩晕常按中医内科眩晕分型进行治疗,即将眩晕分为肝阳上亢、痰浊内蕴、气血亏虚、肾精不足四个证型。此外,高玉瑃根据眩晕发病的不同病理阶段,提出分期治疗眩晕,急性发作期遵循"急则治其标"的宗旨,平稳期则注重调养脾胃。

附:眩晕常用的辨证分型

(1)肝阳上亢:眩晕耳鸣,头痛且胀,遇劳、恼怒加重,肢麻震颤,失眠多梦,急躁易怒,舌红苔黄,脉弦。

(2)痰湿壅盛:眩晕而见头昏如蒙,胸闷,恶心,食少多寐,苔白腻,脉濡滑。

(3)气血亏虚:眩晕动则加剧,劳累即发,面色㿠白,唇甲不华,发色不泽,心悸少寐,神疲懒言,饮食减少,舌质淡,脉细弱。

(4)肾精不足:眩晕而见精神萎靡,少寐多梦,健忘,腰膝酸软,遗精,耳鸣。偏于阴虚者,五心烦热,舌红,脉弦细数;偏于阳虚者,四肢不温,形寒怯冷,舌淡,脉沉细无力。

三、针灸治疗

(一)急性发作期的治疗

高玉瑃认为高血压急性发作引起的眩晕为本虚标实,是气机升发太过,导致气血逆乱,上冲于脑所致,主要表现为头晕、头痛、目但欲闭不欲睁、头重脚轻等症状。高玉瑃采取急则治其标的原则,予以安神定眩、平降冲逆之法引血下行,使气血各归其经,则眩晕可止。在针刺手法上,高玉瑃以调督通脑安神、平冲降逆止眩为指导原则,师古而不泥古。

选穴:神庭、百会、风池、血海、足三里、三阴交;如收缩压超过160 mmHg 加涌泉,如收缩压低于 160 mmHg 则选用太冲或行间。

操作及方义:神庭、百会点刺放血,风池等其他穴位均留针20

分钟。顺序由上而下,以针领气,引冲逆之气血下行,则神调眩止。百会、神庭均在脑部,居于高位,点刺放血可以直折冲逆之势,配合风池可以起到清脑止眩的直接目的;血海、足三里、三阴交同属脾胃经,可调养脾胃,活血化瘀,通调三阴经;涌泉为肾经穴位,起到滋补肾水、引火下行的作用;太冲、行间交替使用可疏肝行气,平抑肝阳。

(二)平稳期的治疗

高玉瑃指出眩晕的平稳期,患者一般无特殊的临床表现。但有时由于生活环境的突然改变,情志的改变如大怒、大喜、大悲等,暴饮暴食,饮酒无度,休息不好,睡眠不足等,会导致血压的突然改变,因而平稳期的调养显得就尤为重要。高玉瑃认为在眩晕的平稳期,对于脾胃功能的调养最为重要。脾胃为后天之本、气血生化之源,气旺血充,心神得养,神定则情志安定不易波动;脾胃功能健旺则可防止肝气升发过旺;气血充盛则肾水充盛,水能涵木,滋阴潜阳;脾胃健运,则痰湿不聚,清阳得升,浊阴得降。治疗上选取主穴风池旨在将脑空穴传来的水湿之气胀散并化为阳热风气输散于头颈各部以壮阳益气,再根据不同证型分别选取相应配穴,具体处方如下。

1. **肝阳上亢** 风池、足三里、太冲或行间。

操作及方义:针刺顺序为从上向下依次施针。此处选取足三里以通经降浊;太冲、行间交替使用可疏肝行气,平抑肝阳;如久病者取肝俞,点刺放血用以泻肝实。

2. **痰湿壅盛** 以脾湿为主者选用风池、中脘、下脘、足三里、丰隆及时间穴内关、公孙;如存在肺热痰壅者则加用肺俞、定喘。

操作及方义:先肺俞、定喘点刺不留针,再行他针,留针 20 分钟;如时机适宜,先予时间穴针刺,再刺他穴。选取肺经背俞穴及定喘穴以宣肺化痰;中脘为胃经的募穴、腑会,下脘为脾经交会穴,二穴合用可起到健脾胃、祛湿浊的作用;足三里、丰隆健脾除湿化痰;选用八脉交会穴内关、公孙合用以理气降逆、通肠和胃、宣通上下。

3. **气血亏虚**　风池、百会、中脘、气海、合谷、足三里、三阴交。

操作及方义:针刺顺序为上述顺序依次施针,留针 20 分钟。先针风池,再针百会以提升气机;中脘以健脾益气;气海、合谷共奏补气行气之功;足三里补益后天脾胃以生化气血;三阴交活血通三阴,补益肝、脾、肾,去瘀生新。

4. **肾精不足**　肾俞、肾夹脊穴、风池、中脘、石门、关元、足三里、太溪、时间穴照海及列缺。

操作及方义:针刺顺序为上述顺序。肾俞及肾夹脊穴点刺不留针,余腧穴均留针 20 分钟。选用肾俞、肾夹脊穴、中脘、关元、足三里可培肾固本,补益元气;石门为小肠经募穴,刺之分清泌浊;太溪穴以滋阴益肾。诸穴同用,兼顾先天与后天,选用时间穴照海、列缺,有理肺气、益肾气、宁神志、清虚热之功。

除针刺外,可配合耳穴调理,取肝、肾、心、脾、神门、脑、胃、交感等进行调理。耳穴左右轮取,定时按压,加强刺激。体穴耳穴同用,调补后天,以平稳血压,治疗眩晕。

四、治疗特色

(一)脾肾论治,兼用疏肝

《素问·调经论》云:"五脏之道,皆出于经隧,以行血气,血气不和,百病乃变化而生。"血压是气血运行时对脉管产生的压力,是人体气血阴阳运行的外在表现之一。当气血关系失调,可发展为气血逆乱,脏腑阴阳失调。高玉瑃结合历代医家论述,认为本病的病变脏腑与肝、脾、肾三脏相关,阴阳失调是其基本病理基础,气血逆乱是其基本病理改变,发病机制是上实下虚,并针对其发病特点,从经络气血盛衰的认识出发,从肾论治以协调阴阳,从脾论治以调和气血,辅以疏肝,为其治疗理念。

脾为后天之本、气血生化之源,位于人体中焦,脾升胃降,是气机上下升降之枢纽。血液流动跟随气机的变化而变化,若脾胃升降失司,则会造成人体气机的枢机不利,气血逆乱。临床应用时,高玉瑃常选用以下穴位:脾经合穴阴陵泉,《灵枢》中有"合治内腑"的理论依据,故刺之以健脾运中焦,化湿滞通水道;足太阴、少阴、厥阴经交会穴之三阴交,肝脾肾三经兼顾,刺之以健脾疏肝,滋肝肾之阴;脾经之特效穴血海,脾经为多血之经,刺灸血海能益气统血,泻之可行血祛瘀、清热凉血;同时配合选用足阳明胃经的足三里,补之则益气健脾,升阳止眩,泻之则能降浊阴,引气下行;胃经之募穴中脘,六腑之所会,以健脾胃、助运化、调升降。上述阴陵泉、三阴交、血海、足三里、中脘等穴位的配伍,是通过调和脾胃实现调和气血之功的。

肾为先天之本,肾藏真阴、元阳。肾精所化之肾阴、肾阳为五脏阴阳之本,具有调节五脏阴阳平衡的作用。因此要从肾论治,协调阴阳,从根本上改变高血压病阴阳失调的病理基础。临床应用时常选以下穴位:肾经原穴太溪,《灵枢·九针十二原》说"五脏有疾也,当取之十二原",故刺太溪以益肾、滋阴、潜阳;太溪与太冲、风池配合以平肝潜阳、滋阴降火;肾经井穴涌泉,阴井木,肾属水,为水中之木,故刺之以引火归原、滋阴益肾;太溪、涌泉相伍,调节肾阴肾阳进而实现调整脏腑阴阳的目的。

肝主疏泄,调畅气机,高玉瑃常选用足厥阴肝经之原穴太冲以调畅气机、调和气血,泻之可泻肝阳而清利头目、降血压;同时配伍使用足少阳胆经的风池以和调肝胆、潜阳熄风。肝胆互为表里,此组配伍,一上一下,一表一里,疏泻肝胆,疏木实土,以实现调畅气机之功。

由于高血压病与肝、脾、肾三脏相关,故以脾肾论治,兼用疏肝成为治疗大法。肝为木,肾为水,脾为土,肾脏亏虚,水不涵木,木旺则乘克脾土。因此肝肾同治,使水能涵木,阴阳协调。健脾疏肝,使肝木不克脾土,疏运相合,统藏协调,气血调畅。如此从脾肾论治,辅以疏肝,以确保五脏阴阳气血的相对平衡。

(二)谨守气血,上病下取

高血压病的发病机制是上实下虚,有现代医学研究也表明,造成血压升高的根本动因是血流供求关系的不平衡。因此在治疗上高玉瑃以调理气血为基础,确立以上病下取、引血下行为治疗方法。现代医学通常将高血压病分为三级,对其治疗也常分级进行。而高玉瑃基于对气血运行规律的认识,融入"逆针灸"的学术思想,根据气血运行异常的不同病理阶段,予以不同的针刺选穴处方,审查气血,上病下取。

气血在一定程度上保持动态平衡,运行遵循常道时属于"气血冲和"的生理状态。高玉瑃临证时,既注重临床症状,又关注血压值的波动变化。当无明显临床症状时,或者当血压值刚刚超出正常范围(正常高值血压)时,表明气血冲和,未及脏腑。此时应用瘢痕灸灸足三里的方法,达到未病先防的目的。此即《医说》云:"若要安,三里莫要干。"足三里是足阳明胃经的合穴,胃经多气多血,与足太阴脾经相表里,瘢痕灸灸足三里可以起到调和气血、平衡阴阳的作用。在气血初显不调的阶段,预先应用逆灸足三里的方法,使体内的气血阴阳恢复至动态平衡的状态,从而实现对血压的良性调整,防止高血压病的发生和发展。由于瘢痕灸临床推广应用受到限制,所以高玉瑃强调要与患者进行良好的沟通,以实现和谐的医患关系。

随着疾病的发展,若因各种内外因素的影响,气血的动态平衡受到破坏,则属于"气血失和"的病理状态。当出现肝气亢盛的证候表现,如眩晕、头痛等症状,说明气血运行不畅,脏腑功能失调,且以肝肾亏虚、脾胃不和为主。高玉瑃认为治疗不仅要关注头痛、眩晕等症状,选取风池调整头部气血,而且还要疏木实脾,重视疾病的发展传变规律。《难经·七十七难》曰:"见肝之病,则知肝当传之与脾,故先实其脾气,无令得受肝之邪。"此时高玉瑃重点选用下肢远端的穴位,如针刺脾经的阴陵泉、公孙健脾利湿、调冲脉气机,血海凉血活血,足三里培补脾土,三阴交健脾疏肝,肝经的太冲调畅气机,行间泻肝胆之热、平逆肝胆之亢阳,同时以风池等要穴泻肝阳降肝火,以止头晕、头痛。诸穴同用,首先既补益脾胃,防肝木乘土,又遂肝木疏泄条达之性,调畅气机,肝脾同治,调和气血;其次重用远端腧穴引血下行,逆转了气血亢逆的病理状态,利于重建气血间的动态平衡,恢复"气血冲和"的生理状态。

当气血的运行不能维持在一定程度的平衡,严重者则可发展为"气血逆乱"。如《素问·生气通天论》云:"阳气者,大怒则形气绝,而血菀于上,使人薄厥。"气盛血逆,血压过高,出现气血逆乱的危急重症时,高玉瑃主张慎用头部穴位,如百会等,只针下肢远端腧穴。因为高血压的主要危害是并发心脑血管事件,有研究表明高血压病早期颅内血流动力学的改变是以血流速度加快为主,高血压中、高危患者的颅内血流速度均高于高血压低危患者的颅内血流速度。而头为诸阳之会、百脉之宗,是各经脉气汇聚之处,若此时针灸头部腧穴引气血上行,加快血流速度,则助推了气血喷发之势,出现出血等危重之候。此时,高玉瑃为了防治因血压过高引起心、脑、肾等相关脏器的损伤,主张在辨证选穴的基础上,根据病情需要,配合八脉交会穴进行治疗。如患者伴有心悸、失眠、胸闷等症状时可加用内关、公孙;伴有头晕、头痛、耳鸣等症状时可加用外关、足临泣;而伴有盗汗、腰酸、气短等症状的患者可加用照海、列缺;如患者出现头痛、项强、手足麻等症状时可加用后溪、申脉。高玉瑃还特别指出,在使用八脉交会穴时,如能按照灵龟八法的开穴时间,预约患者按照相应时间前来治疗,则能显著提高疗效。这一点已有针灸同道进行了相关的临床验证,如罗本华等研究发现灵龟八法按时开穴法在客观血压及微观生化指标上均指示有一定的降压作用和临床疗效。

(三) 石门涌泉,虚实有别

高玉瑃在临床治疗中重视辨证,临床施治时注重穴性的不同。虚者温灸石门穴,温助肾阳,以期缓途功效。实者针刺涌泉,滋补肾阴,以达即时降压的目的。一阳一阴,一灸一针,调补肾之阴阳,从而起到调节全身阴阳的作用。

对于以阴阳两虚证为主的虚性高血压病患者,高玉瑃一般选择45岁以上、无生育要求的患者温灸石门穴,通过疏通三焦来协助肾以调补阴阳从而控制血压,对虚性高血压病起到缓途功效的治疗目的。艾灸可以改善人体微循环,调节血液流变学指标。《难经·六十六难》曰:"三焦者,原气之别使也,主通行三气,经历五脏六腑。"而元气根于肾,通过三焦别入十二经脉而达于五脏六腑,石门穴为三焦的募穴,故温灸石门穴既可通利三焦气机,使气血津液运行通畅,脏腑得到肾阴的濡养及肾阳的温煦,行使其正常生理功能,避免痰、瘀等病理产物内生,又可以通为补,补肾固元,使诸气生化得其所,升降畅达至其位,脏腑协调,平衡阴阳。且有观察发现,石门穴可调节血压使之趋向正常,并发现血压偏高的能使之下降,血压偏低的能使之上升,正常的则无变化。

对于以肝火亢盛证型为主的实性高血压病,尤其是当血压高于 160 mmHg 时,高玉瑃针刺涌泉穴,通过滋阴益肾、平肝息风,使阴阳得以平和来降低血压,对于实性高血压病力求速效,起到即时降压的治疗目的。针刺作为一种简便有效的疗法,在改善微循环障碍方面的作用是值得肯定的。涌泉穴为足少阴肾经的井穴,阴井木,肾属水,为水中之木,有引火归原、滋阴益肾之功。针刺涌泉穴可引火下行,火随气降而与肾水相交,达到平肝息风、滋阴益肾的功效,使阴阳平衡。且有研究发现,刺激涌泉穴有调节植物神经和内分泌功能的作用,可改善外周血液循环系统,有利于血压的控制。

五、典型验案

验案 1

李某,女,40 岁,于 2012 年 6 月 6 日就诊。主诉:头痛、头晕 2 天。患者于 2 天前因情绪激动出现头痛间歇发作,发作时以头顶部最为明显,左侧颞部亦有痛感。头痛不发作时头晕昏沉,自觉双下肢无力,面红目赤,口苦而干,失眠多梦,纳差,小便短赤,大便秘结,2~3 日一行,舌暗红,苔薄黄,脉弦数,血压 160/100 mmHg。

既往高血压病史 5 年,口服降压药(卡托普利 25 mg,3 次/日)控制,无心脏病史。西医诊断:高血压病。中医诊断:眩晕。证候类型:肝火亢盛。治则:疏肝和胃,通络降逆。

针刺处方:双侧风池、太阳、足三里、三阴交、太冲。

针刺操作:均用捻转泻法,留针 30 分钟。经 1 个疗程(10 次)治疗后,诸症状消失,血压下降至 140/100 mmHg。治疗第 2 个疗程(10 次)后,血压稳定在(130～120)/(90～80)mmHg,停止针灸治疗,随访 1 年,患者血压平稳。

按:此例患者为青年女性,素有高血压病史多年。近日因情绪波动而出现头痛、头晕。其头痛部位以颠顶为主,为足厥阴肝经循行所过之处,参之舌暗红、苔薄黄、脉弦数、大便秘结以及情绪激动而诱发等辨证为肝火亢盛之眩晕。治疗中取风池、太阳以泻肝阳降肝火,止头晕、头痛;太冲以调畅气机,平逆肝胆之亢阳;足三里以培补脾土;三阴交以健脾疏肝。诸穴同用,一可补益脾胃,防肝木乘土,又遂肝木疏泄条达之性,调畅气机,此为"见肝之病,知肝传脾,当先实脾"之意,起到肝脾同治,以疏肝和胃、通络降逆的作用;二可重用远端腧穴引血下行,逆转气血亢逆的病理状态。

验案 2

张某,男,52 岁,于 2011 年 3 月 20 日就诊。主诉:头晕,头蒙 5 年余加重 3 天。患者体型肥胖,腹围大,头晕、头蒙,头部如裹,精神不振,神疲倦怠,脘闷,纳呆,多寐,小便调,大便黏腻,苔白腻,脉濡滑。平素饮酒甚。血压 160/95 mmHg,头颅 MRI 检查未见异常。西医诊断:高血压病 2 级。中医诊断:眩晕。辨证分型:痰湿壅盛。治则:健脾祛湿,化痰息风。

针刺处方:双侧风池、中脘、下脘、足三里、丰隆。

针刺操作：从上到下依次进针，平补平泻，留针 20 分钟。首先嘱患者治疗期间戒酒减肥，适当运动。经 1 个疗程（10 次）治疗后，头晕、头蒙、头部如裹明显好转，血压下降至 140/90 mmHg。治疗第 2 个疗程（10 次）后，血压稳定（130 ～ 140）/（85 ～ 90）mmHg 之间，诸症消失，体重减轻 2.5 kg。治疗第 3 个疗程（10 次）后，血压维持在 135/85 mmHg 上下，无不适症状，体重减轻 4 kg。鼓励患者继续坚持健康生活，停止针灸治疗。随访 1 年，患者减重 15 kg，血压平稳。

按：此例患者为中年男性，平素嗜食肥甘厚味，体型偏胖，间断出现头晕、头蒙、头部如裹、神疲乏力、多寐等，其为痰浊上蒙清窍之症，脘闷、纳呆乃痰湿阻滞中焦，运化失常所致。结合舌苔、脉象等辨证为痰湿壅盛之眩晕。治疗选取中脘、下脘两穴脾胃同治，起到健脾胃、祛痰湿的作用；足三里、丰隆健脾除湿化痰；根据子午流注针法，如时间恰当开内关或公孙则取之，合用以健脾和胃、化痰息风。

六、总结体会

阴阳气血调和是机体"阴平阳秘"的前提，失之则百病丛生。高玉瑃基于对经络气血盛衰理论的认识，确立高血压病的治疗理念：从脾论治，调和气血。脾胃为后天之本、气血生化之源、人体气机升降之关键，健脾调脾可调整人体之气血；辅以疏肝，使肝木不克脾土，疏运相合，统藏协调；从肾论治，协调阴阳。区分高血压病的虚实，针涌泉、灸石门调补肾阴肾阳，以调整人体之阴阳。或针或灸，以期达到即时降压或缓途降压的治疗目的。辅以疏肝，使水能涵木，阴液互养，精血同源；治疗时融入"逆针灸"的学术思想，审查气血,区分气血运行异常的不同病理阶段。上病下取,引血下行,逆转了气血亢逆的病理状态。健脾、疏肝、益肾,以平为期,重建气血间的动态平衡,恢复"气血冲和"的生理状态。如此气血调和,阴阳平衡,使血压趋于平稳,以降低高血压对靶器官的损害。

参 考 文 献

[1]　裴廷辅,夏玉卿.针灸石门穴对血压影响的初步观察[J].中医杂志,1959,(9):48-50.

[2]　张志辰,张允岭.高血压证候要素与颅内血流变化关系初探[J].中华中医药杂志,2009,24(11):1509-1511.

[3]　时彦,时璐.栀子双仁散涌泉穴外敷治疗高血压病32例[J].陕西中医,2009,30(2):202-203.

[4]　李丽娜,于敬达,曹建华.艾灸对血液流变性的影响[J].中国临床研究,2010,23(3):237-238.

[5]　李国民.论三焦气化失司衰老与肾虚衰老的关系[J].新中医,2010,42(7):1-3.

[6]　罗本华,于建春,邓柏颖.灵龟八法对56例原发性高血压血压、NO的影响[J].辽宁中医杂志,2011,38(5):969-971.

[7]　袁尚华,陈斐斐,富斌,等.正常高值血压中西医综合干预对策[J].中华中医药杂志,2014,29(12):3712-3716.

[8]　杨伟宁,李志同,解秸萍.针灸与微循环[A].中国针灸学会.2011中国针灸学会年会论文集[C].北京:中国针灸学会,2011:2925-2933.

第四节　失　　眠

失眠又称"不寐""不得眠""不得卧",是患者对睡眠时间和(或)质量不满足并影响日间社会功能的一种主观体验。其主要表现为入睡困难、睡眠维持障碍、早醒、睡眠质量下降和总睡眠时间减少,同时伴有日间社会功能障碍。

一、病因病机

中医学对失眠的论述颇多,《类证治裁·不寐》云:"阳气自动而之静,则寐;阴气自静而之动,则寤;不寐者,病在阳不交阴也。"《景岳全书·不寐》中论述:"不寐证虽病有不一,然惟知邪正二字则尽之矣。盖寐本乎阴,神其主也,神安则寐,神不安则不寐:其所以不安者,一由邪气之扰,一由营气之不足耳。"因此,失眠的病因虽多,不外乎外感和内伤,其总的病机为阴阳气血失衡,阴不敛阳,阳不入阴,病证有虚实之分。高玉瑃在总结前人认识的基础上,加上自己几十年的临床实践,认为失眠病位在脑,与心、肝、脾、肾、胆、胃关系密切;基本病机为阳盛阴衰,阴阳失交;病理性质有虚实两方面,但久病可表现为虚实兼夹,或夹瘀证。

现代医学则认为失眠的发生主要由遗传因素、环境因素(如噪声、强光、温度异常等)、生活习惯因素(如夜生活、夜班等)、情志因素(如遭遇不良生活事件)、疾病因素及药物因素等引起。

二、辨证分型

失眠病因复杂,病证有虚有实,久病多虚实夹杂,变证较多,临床表现多样,然临床所见多病程较久者,以虚证多见。高玉瑃对失眠的辨证是以虚实为纲,结合脏腑辨证来分型论治。如肝阳上亢,痰热内扰,脾胃不和,心神不安为实;心脾两虚,心胆气虚,心肾不交,心神失养为虚。目前临床常见的证型主要有心脾两虚、心胆气虚、阴虚火旺、肝郁化火、痰热内扰等。

附：失眠常见的辨证分型

（1）**心脾两虚**：多梦易醒，伴心悸，健忘，头晕目眩，神疲乏力，面色不华，舌淡，苔白，脉细弱。

（2）**心胆气虚**：心悸胆怯，善惊多恐，夜寐多梦易惊，舌淡，苔薄，脉细弱。

（3）**阴虚火旺**：心烦不寐或时寐时醒，手足心热，头晕耳鸣，心悸，健忘，颧红潮热，口干少津，舌红、苔少，脉细数。

（4）**肝郁化火**：心烦不能入睡，烦躁易怒，胸闷胁痛，头痛眩晕，面红目赤，口苦，便秘尿黄，舌红，苔黄，脉弦数。

（5）**痰热内扰**：睡眠不安，心烦懊恼，胸闷脘痞，口苦痰多，头晕目眩，舌红，苔黄腻，脉滑数。

三、针灸治疗

主穴：百会、神庭、四神聪、安眠。

配穴：神门、太冲、太溪、中脘、天枢、足三里。

加减：心脾两虚加心俞、脾俞、三阴交；心胆气虚加心俞、胆俞、丘墟；阴虚火旺加涌泉；肝郁化火加行间、风池；痰热内扰加丰隆、内庭。

操作方法：采用 0.3 mm×25 mm 毫针针刺百会、神庭、四神聪、安眠、神门、太冲、太溪；用 0.3 mm×40 mm 毫针针刺中脘、天枢、足三里。常规皮肤消毒后，左手轻触揉按所针刺部位，揣摩深浅，选取针刺的腧穴，右手持针轻入皮下。首先针刺百会、神庭、四神聪、安眠，然后针刺天枢、中脘、足三里，最后针刺神门、太冲、太溪等原穴。针刺以得气为度。虚证留针 15～20 分钟，实证留针 30～40 分钟，出针则要根据患者的证型选择一般出针法、清泻出针法及补益出针法等。

组方特点：

（1）百会、神庭调理督脉：高玉瑃认为督脉经穴很多，治疗失眠，百会、神庭组合疗效显著。百会为督脉经穴，是太阳经与督脉之交会穴，具有安神定志的作用。神庭也为督脉经穴，据《针灸大成》记载，"神庭主惊悸不得安寐"。两穴配伍，共同达到调理督脉、镇静安神之功。督脉总督诸阳，"入络于脑"，"脑为元神之府"，又有支脉络肾贯心，取督脉之穴既可调节督脉经气，宁神安脑，又可调节肾气肾精，使肾生之髓源源不断地上注于脑，髓海充则元神功能易于恢复。燕赵高氏主要传承者高玉瑃在 60 多年的针灸临床实践中，精研经典，勤于思考，探索治疗失眠的有效针灸组方，形成燕赵高氏针灸学术流派治疗失眠的主穴配伍。

（2）调整脏腑，善用原穴：不寐病位在脑，与心、肝、脾、肾、胆、胃关系密切。原穴是脏腑原气经过和留止的部位，各脏腑经脉病会在原穴有反应，通过针刺本经原穴可以调节所属脏腑的气血，调整经脉的阴阳平衡，达到阴阳协调，阴平阳秘。临床发现，失眠证型以肝郁、脾虚、心肾不交多见，燕赵高氏治疗失眠的"调督安神针法"，在应用督脉百会、神庭的同时，谨守肝郁、脾虚、心肾不交的常见证型，选穴组方切中失眠的病机，通过针刺神门、太冲、太溪等原穴，发挥滋水涵木、调和心神的作用，形成燕赵高氏针灸学术流派治疗失眠的配穴组合。

（3）健脾和胃，治病求本：高玉瑃治疗失眠，非常注重对脾胃功能的调节，常用中脘、足三里、天枢。高玉瑃认为，脾胃不和引起的失眠，辨证论治选择上述诸穴非常重要，是针对脾胃受损所致失眠的辨证选穴，正如《张氏医通·不得卧》阐述失眠病因时说："脉滑数有力不得卧者,中有宿滞痰火,此为胃不和则卧不安也。"《类证治裁·不寐》说:"思虑伤脾,脾血亏损,经年不寐。"《景岳全书·不寐》云:"劳倦、思虑太过者,必致血液耗亡,神魂无主,所以不眠。"可以说健脾和胃是辨证论治此类失眠的常法。在长期的临床实践中,高玉瑃治疗各种证型失眠时,也往往选择使用上述诸穴,其中包含健脾和胃,治病求本之意,即治疗各种失眠时均要考虑患者的脾胃功能是否异常,选穴组方也时刻不忘顾护脾胃。高玉瑃认为脾胃是后天之本,是人生命活动能量的源泉,经脉中气血的生成依赖脾胃的正常运转。针灸是通过影响人体经脉中的气血运行来调节脏腑、九窍、四肢、百骸的。如果气血本身生成不足,那么针灸效果就会受到影响。调理好脾胃就是固护正气,"正气存内,邪不可干",特别是一些对于长期失眠患者,一定要注意调节脾胃功能。从"脾胃为后天之本"的角度来看,也可以理解为调和脾胃是治疗失眠"治病治本"的重要手段,体现健脾和胃安神之本的宗旨所在,形成燕赵高氏针灸学术流派治疗失眠的配穴特色。

四、治疗特色

(一)下针遵循次序,必与气机相合

古代很多针灸名家认为,正确的进针和出针顺序对调节患者的气机有至关重要的作用,是取得疗效的关键要素之一。当代一些针灸家也提出"针刺顺序是针灸处方的重要组成部分,在某些疾病中行针顺序甚至会直接决定治疗效果"。高玉瑃在临床治疗实践中同样非常重视进针顺序及出针顺序,强调进针出针的先后顺序应与患者的气机升降出入相结合,方能取得良好的疗效。

（二）善用补泻手法，推崇捻转提插

高玉瑃认为，补泻手法形式多样，主要是通过调整气机获得最好的治疗效果。在众多的补泻手法中，高玉瑃推崇捻转补法和呼吸泻法，认为捻转结合提插补法往往能够获得补益的作用，或补益气血，或补益脏腑，以达到补益之功，具体操作时拇指向前轻轻捻转，同时结合提插为补法；而呼吸补泻常常获得泻实的效果，具体操作时，调整患者的呼吸，之后随着呼吸的变化，采用呼气时出针，吸气时进针的要求缓缓操作，以达泻实的作用。高玉瑃主要使用捻转结合提插和呼吸补泻调整气血脏腑功能，达到补虚泻实的治疗目的。

（三）出针区分补泻，手法轻重有别

燕赵高氏针灸学术流派的传人曾总结本流派的出针手法，分为一般出针法、补益出针法、清泻出针法、升提出针法、降逆出针法。治疗失眠需要根据虚实不同，分别采用补益出针法和清泻出针法等。治疗失眠虚证时采用"补益出针法"，即具体操作时留针时间宜短（不超过 20 分钟），针刺和出针手法皆宜轻柔，最主要的是出针时尽量让患者局部产生"后遗感"。所谓"后遗感"即指出针时重新施以手法，使针感复现，随即出针，出针后的一定时间内患者仍留有针感，以增加疗效。出针后即以棉球按压，闭合针孔并防止出血。而治疗失眠实证时，采用清泻出针法，即留针时间宜长（30～60 分钟），使用针具宜粗，可用重手法，强刺激，针刺期间可反复施术，保持较强针感。出针时微提其针，如无沉紧涩之感，即可摇大针孔而随即出针。关键是出针时不要求出现后遗感。对留针时间已到而仍有针感者，可采用以下方法清除之：一可延长针刺时间，使针感消失后再出针；二可将针轻提一半，以加速消除针感。

五、典型验案

验案 1

胡某,女,65 岁,2014 年 9 月 15 日初诊。主诉:入睡困难、失眠伴胸闷 10 余年,加重 1 个月。患者 10 余年前无显著诱因出现入睡困难,须卧床半小时以上方能入眠,每晚睡眠 3～4 小时,醒后不能再次入睡,白天明显疲乏,伴胸闷急躁,开始间断服用舒乐安定片控制症状,睡眠质量有所改善,后因怕药物依赖而自行停药。之后失眠情况间断出现,每周少于 3 次,日常生活未受显著影响,未系统诊治。半年前因邻里矛盾生气,病情渐加重,常心烦气躁,每晚睡眠 2～3 个小时,常因失眠影响次日活动,遂就诊于当地诊所,服用中药煎剂 2 个多月,症状改善,能半小时内入睡,每日睡眠时间恢复至 5 小时左右,但停药 1 个月后又复发。之后又求诊于某针灸诊所,因不能耐受疼痛,治疗 1 周后再次放弃,睡眠情况亦无明显改善。为求进一步诊治,经人介绍来我科。查体:面容略显暗淡,舌质暗紫,舌边有瘀斑,脉弦细。中医诊断:不寐。证候类型:气滞血瘀。治则:调督安神,活血理气。

针刺处方:百会、神庭、四神聪、安眠、神门、太冲、太溪、中脘、天枢、足三里、合谷、三阴交。

针刺操作:首先针刺百会、神庭、四神聪、安眠;其次针刺合谷、太冲、三阴交;其次针刺天枢、中脘、足三里;最后针刺神门,太溪。其中合谷、太冲用泻法,神门、太溪用补法,其余均为平补平泻,针刺以得气为度,采用清泻出针法出针。每次留针 30 分钟,每日 1 次,每周治疗 5 次。治疗 1 周后每晚能入睡 5 小时左右,伴随症状减轻;治疗 3 周后,每夜入睡 5~6 个小时,无胸闷烦躁,无疲倦乏力,白天日常生活不受影响。依前法再巩固治疗 1 周,随访 1 个月未复发。

按:患者因生气致病情加重,肝失疏泄,肝气郁结,故胸闷烦躁。患者患病 10 余年,"久病必瘀",故面色暗淡,舌质紫暗。脉滞血少,故现弦脉。高玉瑃认为针刺顺序必与患者气机相合,另外须遵循"先针主穴后针配穴""急则治标缓则治本"的原则来调整针刺顺序。本患者失眠虽久,但脏腑功能未出现显著的失和,主要矛盾仍是失眠,而失眠病位在脑,督脉通于脑,且总督一身之阳,故而先针百会、神庭、四神聪等以调理全身阴阳平衡。证属气滞血瘀,故针刺合谷、太冲以开四关,辅以三阴交理气活血,切中本病病机。调理失眠的过程中必不忘顾护脾胃,故针刺天枢、中脘、足三里等通调阳明经气,健脾和胃。针神门、太溪是为宁心安神,滋水涵木,从而进一步加强治疗效果。本病以实证为主,故采用清泻出针法出针。全方君臣搭配相辅相成,从而 10 年痼疾治愈。

验案 2

王某,女,50 岁,2013 年 4 月 15 日初诊。主诉:失眠半年,加重 2 周。现病史:半年前患者无显著诱因出现失眠,主要为入睡困难,常上床 30 分钟以上方能入睡,且易醒,醒后虽能再次入睡,但睡眠浅,稍有动静即会醒来,夜间睡眠时间少于 5 小时,每周至少出现上述情况 3 次,间断服用安定类药物控制症状,白天生活未受明显影响。近 2 周来因工作不顺利失眠加重,每晚均需 1 小时以上方能入睡,且睡眠表浅,潮热盗汗,手足心热,烦躁,多梦易醒,每夜睡眠时间 3~4 个小时,次日疲倦焦虑,头昏头痛,精神恍惚,口渴,食欲减退,便干尿黄。于当地诊所服用西药治疗(药名不详），无效，今来要求针灸治疗。查体：表情焦虑，舌体瘦，质红少津，苔白腻，脉细数。中医诊断：不寐。证候类型：阴虚火旺，心肾不交。治则：滋阴降火，调督安神。

针刺处方：百会、神庭、四神聪、安眠、神门、太冲、太溪、心俞、肾俞、涌泉、中脘、天枢、足三里。

针刺操作：首先针刺心俞、肾俞，平补平泻，1分钟后起针；其次针刺百会、神庭、四神聪、安眠，平补平泻；然后针刺神门、太冲、太溪、涌泉，其中太溪补法，神门、太冲、涌泉平补平泻；最后针刺中脘、天枢、足三里，平补平泻。每次留针30分钟，每日1次，每周治疗5次。治疗2周后，患者烦躁减轻，潮热盗汗缓解，做梦减少，睡眠时间可达4个小时以上，食欲好转。治疗4周后，睡眠时间5～6个小时，精神如常，疲倦感消失，口不渴，二便正常。依前法再巩固治疗2周，总疗程6周痊愈，随访半年未复发。

按：该患者因工作压力大，思虑过度，劳伤心脾，心血暗耗，加上"年过七七"，肝肾不足，导致阴虚火旺。首先针刺心俞、肾俞，以调理脏腑阴阳平衡，交通心肾，速刺也为临床上操作方便。督脉总督一身之阳，入络于脑，针刺百会、神庭、四神聪等一则可调理一身阳气，恢复经脉阴阳平衡，二则可改善脑部供血，疏通经络，缓解头昏头痛等症状。神门、太冲、太溪是心肝肾三经原穴，刺之以宁心安神，疏肝理气，滋水涵木，使水火既济。刺涌泉是引火下行，滋阴降火。久病脾胃功能必受其累，最后针天枢、中脘、足三里以健脾和胃。全方配合，共奏滋阴降火、调督安神之效。

验案3

李某，男，64岁，2014年10月14日初诊。主诉：失眠1年，加重2周。现病史：患者1年前因家庭矛盾导致失眠，入睡困难，上床后 30 分钟左右能入睡，但极易醒来，每晚断续睡眠不足 3 个小时，终日郁郁寡欢，少与周围人交往，间断服用镇静催眠药物能改善症状，病情时轻时重。最近 2 周患者自行停药后症状明显加重，夜间难以入睡，甚至彻夜难眠，平均每晚睡眠时间 1～2 个小时，伴乏力，健忘，食欲差，大便溏泻。查体：神情倦怠，面色萎黄，舌体淡胖，边有齿痕，舌苔白，脉弱。中医诊断：不寐。证候类型：心脾两虚。治则：补气养血，调督安神。

针刺处方：百会、神庭、四神聪、安眠、神门、太冲、太溪、心俞、脾俞、中脘、天枢、足三里。

针刺操作：首先针刺心俞、脾俞，捻转补法 1 分钟后起针；其次针中脘、天枢、足三里，其中中脘、天枢平补平泻，足三里行补法；然后针百会、神庭、四神聪、安眠，平补平泻；最后针神门、太冲、太溪，神门、太冲平补平泻，太溪补法。采用补益出针法出针。每次留针 30 分钟，每日 1 次，每周治疗 5 次。针后 2 周，精神情绪好转，饮食少但不似先前不思饮食，能半小时内入睡，但早醒，每晚睡眠 4～5 个小时。再治疗 2 周后，每晚睡眠时间已达 5 个半小时，面色较前红润，精神好，食欲好，二便正常。随访至今未复发。

按：该患者性格内向，遇事不能主动排解，思虑过度，日久导致心脾两虚。取心俞、脾俞，是健脾益气，宁心安神。该病主要矛盾在于脾胃功能受累，气血生化乏源，故先针中脘、天枢、三里以补益后天之本。针百会、神庭等疏通经脉，调整阴阳平衡，镇静安眠。最后取神门、太冲、太溪，是调整脏腑平衡，发挥安神之效。本病主要为虚证，故采用补益出针法出针。全方标本兼治，在失眠治疗获效的同时，其他兼证一并消失，这也反映了高玉瑃治疗失眠的整体观念。

六、总结体会

《灵枢·口问》云:"卫气昼日行于阳,夜半则行于阴。阴者主夜,夜者主卧……阳气尽,阴气盛则目瞑;阴气尽而阳气盛,则寤矣。"高玉瑃认为治疗失眠的关键是调整阴阳平衡。"调督"是治疗失眠的总纲,调督安神针法就是通过针刺督脉经穴,使督脉经气调畅从而调理全身阴阳平衡,发挥镇静安神的作用。

脏腑阴阳失衡、气血失和是造成失眠的重要因素,临床上实证、虚证均有,而以虚证或虚实夹杂多见。虚证多见情志内伤、思虑过度、伤及心脾,或久病体虚、肾阴耗损等,而实证以血脉不畅、瘀血内扰心神多见。高玉瑃强调对失眠辨证论治时要合理安排下针顺序,即要分清主次矛盾及标本缓急,主张"治有先后,穴有缓急"。如上述阴虚火旺、心肾不交型的失眠,患者最痛苦的是失眠头痛、头晕、焦虑,因此本着急则治其标的原则,首先针刺百会、神庭、四神聪、安眠等穴,以调督安神;然后针神门、太溪、太冲、涌泉等以宁心安神、滋水涵木、交通心肾,切中失眠病机;最后不忘顾护脾胃,壮气血生化之源。

另外高玉瑃认为治疗失眠要因人制宜。如气虚体质的患者应适当多食用补气的食物,寒凉体质的患者多进热性食物。也就是说,要根据不同人的体质特点合理调摄饮食,仅注重治疗而不注意生活方式的改善则治疗效果会大打折扣。高玉瑃强调,治疗失眠要持之以恒,注意心理行为的调摄。有人治疗失眠效果不好,就是因为太急躁。"阴阳失衡,脏腑失和"并非一日形成,治疗也必须按疗程调理,而在治疗过程中的心理行为调摄则起着至关重要的作用。心理行为治疗的本质是改变患者的信念系统,发挥自我效能,进而改变失眠症状。如努力找到适合自己的生物钟,摸索适合自己的睡眠周期,以此养成良好的睡眠习惯;不要过分强调睡眠时间,只要日间精力充沛即可;为自己营造适宜的睡眠环境;还有一点是要注意梳理自己的情绪,学会主动驾驭自己的情绪对睡眠大有裨益。

总之,高玉瑃治疗失眠以调督为总纲,强调根据患者证型安排下针顺序,注意因人制宜及心理行为调摄,由此才能起到很好的效果。

参 考 文 献

［1］ 袁军,李梅,王耀民,等.出针手法经验谈[J].中国针灸,2003, 23(6):374.
［2］ 黄冬娥,郭健红,林莺.关于古医籍对腧穴干预次序论述的思考[J].中华中医药杂志,2009,24(9):1130-1132.
［3］ 姜硕,狄中.浅论针灸处方中针刺顺序问题[J].中医杂志,2012,53(7): 620-622.

第五节　面　　瘫

面瘫是以口角或口眼向一侧歪斜为主症的疾病,又称口角㖞斜或口眼㖞斜。本病可发生于任何年龄,无明显的季节性,以一侧面部发病为多。其主要临床症状为一侧面部表情肌突然瘫痪,前额皱纹变浅或消失,眼裂扩大,鼻唇沟平坦,口角下垂,面部被牵向健侧等。

一、病因病机

古代医家对面瘫的病因病机的论述较多,外因致病说如《灵枢·经筋》云："足阳明之筋……颊筋有寒,则急引颊移口;有热,则筋弛纵缓不胜收,故僻。"隋代巢元方《诸病源候论·风病诸候》记载:"风邪入于足阳明、手太阳之经,遇寒则筋急引颊,故使口㖞僻,言语不正,而目不能平视。"内因致病说如《类证治裁·中风论治》中说:"口眼㖞僻,因血液衰涸,不能荣润筋脉。"《景岳全书·痱风》中指出:"口眼㖞斜有寒热之辨……然而血气无亏,则虽热未必筋缓,虽寒未必筋急,亦总由血气之衰可知也。"而大多数医家都认为周围性面瘫为内外因综合致病,如《金匮要略·中风历节病脉证并治》云:"脉络空虚,贼邪不泻,或左或右,邪气反缓,正气即急,正气引邪,㖞僻不遂。"综合各代历史文献,结合现代医家的临床经验,一般认为面瘫的发病机制为机体正气不足,脉络空虚,卫外不固,风寒或风热乘虚入中经络,侵犯太阳或阳明经筋,致经气痹阻,脉络失养,筋肉纵缓不收,导致面瘫。

现代医学对面瘫的发病原因未完全明确,可能的原因为受寒、病毒感染或非特异性感染引起的变态反应、自主神经不稳等因素致神经营养管痉挛缺血,毛细血管扩张,面神经水肿,面神经受压迫而引起本病。其病理变化主要为髓鞘破坏,严重者轴突变性。肌电图检查多表现为单相波或无动作电位,多相波减少,甚至出现正锐波和纤颤波。

二、辨证分型

中医认为面瘫的发病多由机体正气不足,脉络空虚,卫外不固,风寒或风热乘虚侵袭,以致经气阻滞,经筋失养,经筋功能失调,筋肉纵缓不收而发病。因此其基本的辨证分型主要有三型:风寒型、风热型和正气不足型。而结合患者的不同体质特点,又常出现风痰阻络、痰热瘀阻等不同变证。

高玉瑃非常重视面瘫的经络辨证。因手足阳明经循行于面，手阳明经筋"上颊,结于顽",足阳明经筋"上颈,上夹口,合于顽",所以高玉瑃认为本病多在机体正气不足的基础上,风邪夹杂寒、湿、热之邪乘虚侵入,导致局部气血痹阻,尤其是使阳明经筋失于濡养而患病。《灵枢·经筋》曰:"足之阳明,手之太阳,筋急则口目为噼,眦急不能卒视。"因此,面瘫的病位在颜面部,病变涉及阳明、太阳、少阳等经脉,而以阳明经为主,故治疗面瘫的选穴组方常用手足阳明经而获疗效。

附:面瘫常见的辨证分型

(1)风寒:突然口眼㖞斜,眼睑闭合不全,伴恶风寒,发热,肢体拘紧,肌肉关节酸痛,舌质淡红,苔薄白,脉浮紧或浮缓。

(2)风热:突然口眼㖞斜,眼睑闭合不全,伴口苦,咽干,微渴,肢体肌肉酸楚,舌边尖微红,舌苔薄黄,脉浮数或弦数。

(3)正气不足:口眼㖞斜,眼睑闭合不全,额纹消失,疲倦乏力,舌淡红,苔薄白,脉虚无力。

三、针灸治疗

治则:疏通阳明经脉,调整阳明经筋,调督和胃。

主穴:① 天枢(双侧)、中脘。② 大椎、百会、神庭。③ 承泣、四白、太阳、丝竹空、颧髎、颊车、地仓、牵正、翳风等面部局部腧穴,取患侧。④ 合谷、足三里、解溪,取双侧。

配穴:① 据寒热加减:风寒证加风池祛风散寒,风热证加曲池疏风泄热。② 据年龄加减:中年患者加百会,老年患者百会、神庭、大椎并用。③ 据脏腑辨证加减:肝肾不足加神门、太冲、太溪,心脾两虚加心俞、脾俞。④ 根据症状加减：皱眉蹙额困难加阳白、攒竹。

操作：先针第一组腧穴，以激发阳明经气；次针二组腧穴（其中大椎速刺不留针），以抗御外邪，激发阳气；再针三组腧穴，以宣散阳明之邪；最后针第四组腧穴，以调和阳明经脉，壮气血生化之源，扶正祛邪。治疗时以手法轻而浅刺，留针时不行针，留针时间较短，静以候气为度。其手法的核心为"轻浅徐缓"。高玉瑃常用 0.30 mm×25 mm 的毫针，皮肤常规消毒后，左手轻触揉按所要针刺的部位，揣摩深浅，选点取穴，右手持针轻入皮下 15 mm 左右，捻转 3～5 次，以得气为度。根据补虚泻实的原则，行提插结合捻转补泻的手法，总以针刺手法轻浅徐缓为度。如不得气，静以候气。至于留针时间，高玉瑃在长期的临床实践中总结了大量治疗面瘫的经验，认为不同的留针时间效果存在差异。针刺治疗面瘫时首先辨证论治，分清虚实，虚则补之，实则泻之。一般虚证留针 10～15 分钟；实证一般留针 30 分钟；顽固性面瘫虚实夹杂，久病入络，痰瘀内阻，须补泻兼施，以泻为主，留针时间可长达 40 分钟。以留针时间短者为补法，反之则为泻法。出针时据患者的辨证分型，采用一般出针法、清泻出针法、补益出针法等。

四、治疗特色

"调督和胃系列针法"是燕赵高氏学术流派治疗面瘫的特色针法，高玉瑃调督和胃系列针法治疗面瘫，经过长期的临床实践，疗效显著，其核心思想包括以下几方面。

（一）善用督脉，调理气机

督脉对全身阳经脉气有统率、督促的作用，其分支上行到下颌部,环绕嘴唇,至双目下中央,故对面瘫正气虚弱者,可激发诸阳之气以抗御外邪,祛邪外出;对脉络失养、阴阳失衡者,可扶阳益阴以调整阴阳平衡。督脉主干行于背部正中线,它的脉气多与手足三阳经相交会,大椎是其集中点,大椎既可祛瘀通络活血以调阴阳,又可泻诸阳经之邪热。百会,一名三阳五会,位居颠顶,联系脑部,贯达全身。头为诸阳之会,百脉之宗,百会穴为各经脉经气会聚之处,穴性属阳,又于阳中寓阴,故能通达阴阳脉络,调节阴阳平衡,升阳举陷,益气固脱。在头面,百会有近治作用,可疏风散邪、温经止痛;在经络,百会为足少阳胆经之经筋所过,《灵枢·经筋》有曰,"直者上出腋,贯缺盆,出太阳之前,循耳后,上额角,交巅上,下走额,上结于颃"。故百会穴可使清阳得升,浊阴得降,气血得行,脑海得充,少阳得养,而贯通面部之阳气,使患部面瘫偏歪得以纠正。神庭者,焦会元的《古法新解会元针灸学》有曰:"神庭者,神光所结之庭,目神之光,来源通于六腑六脏之神系,是脑府前之庭堂,故名神庭。"神者,天部之气也;庭者,庭院也,聚散之所也。神庭配百会可安神醒脑以畅神志。因此调督和胃针法治疗面瘫是以针刺大椎、百会、神庭作为调督主穴,起到善用督脉调畅气机的作用。

(二)阳明论治,重视脾胃

首先,中医学认为阳明经循面,乃多气多血之经;其次,手阳明经筋"上颊,结于颃",足阳明经筋"上颈,上夹口,合于颃","足阳明之筋……颊筋有寒则急,引颊移口;有热则筋弛纵,缓不胜收,故僻";第三,脾胃为后天之本、气血化生之源,面部气血津液的供应皆赖以脾胃的运化功能。以上从经脉、经筋及脏腑三个角度均为从阳明论治面瘫提供了充足的理论依据。从实践层面,李欣明等通过研究《灵枢·经筋》也发现,足阳明经筋与周围性面瘫关系密切,从阳明论治周围性面瘫更为确切。在目前的针灸临床中,人们也发现了面瘫与阳明经的密切关系,如李俊等治疗小儿面瘫时提出灸阳明经穴足三里能鼓正气祛邪外出、杨文斌治疗小儿面瘫独取足阳明胃经的井穴厉兑、丁元庆亦提出从阳明论治急性口僻,均取得了较好的临床疗效。陈滨海从经络学说入手,提出以宣散阳明之邪为主治疗顽固性面瘫的理论依据。

高玉瑃在面瘫治疗中取局部阳明经穴以调整阳明经筋;取天枢、中脘以激发阳明经气,调理脾胃功能;取四肢远端阳明经穴意在调和阳明经脉,扶正祛邪。诸穴共用,在经筋、经脉、脏腑三个层面充分发挥了治疗作用。

(三)下针有序,气机相合

关于腧穴的干预次序,也就是下针顺序,古代医籍不乏记载。《灵枢·五色》云:"病生于内者,先治其阴,后治其阳,反者益甚。其病生于阳者,先治其外,后治其内,反者益甚。"《灵枢·周痹》云:"痛从上下者,先刺其下以遏之,后刺其上以脱之,痛从下上者,先刺其上以遏之,后刺其下以脱之。"均从不同角度揭示了下针顺序对疗效的影响。现代医家符文彬教授也认为,"针刺顺序是针灸处方的重要组成部分,在某些疾病中行针顺序甚至会直接决定治疗效果。先针主穴、后针配穴,先治标、后治本等是其一般治疗规律"。高玉瑃在临床实践中也非常重视进针顺序及出针顺序,强调进针、出针的先后顺序应与患者的气机升降出入相结合。高玉瑃认为"治疗时要以针领气,气随针动。针刺的顺序就是引导气血运行的方向"。燕赵高氏针法治疗面瘫的腧穴干预次序为首先针刺天枢、中脘,是为激发中焦阳气,调动全身气机;次针面部腧穴,是为宣散阳明之邪以治其标;最后针刺四肢远端阳明经穴以补益脾胃,壮气血生化之源以治其本。诸穴合用可调畅气机,补虚泻实,标本兼治。

(四)年龄不同,治疗各异

首先,小儿脏腑娇嫩,形气未充,生长发育迅速,对气血津液等营养物质需求较多,但脾胃运化功能未健全,易患实证,故选用调督清胃针法,即天枢、中脘、大椎用泻法,与其他腧穴配合以补虚泻实,清热和胃。另外,小儿生机蓬勃,活力充沛,脏气清灵,反应敏捷,且病因单纯,治疗及时,方法正确,易于康复,故留针时间一般较短,大椎则速刺不留针。

其次,对于老年患者,因其天癸日竭,五脏六腑精气尤其是肝肾气血亏虚,面肌筋脉失于濡养,则更易感受风寒湿邪形成气滞血凝,阻滞面部经络而导致弛缓不收,因此老年面瘫具有阳气虚衰、肝肾不足的特点,故选用调督养胃针法,即在小儿方的基础上加用太溪、太冲、神门等以补益脾肾。老年人又常合并失眠、抑郁、认知功能减退等,故加取督脉百会、神庭疏调气机,健脑益智。

再次,对于中年患者,其体质特点介于小儿及老年人之间,各脏腑功能健全,尚未出现明显的功能衰退,但生活、工作压力较大,常合并失眠、头晕、焦虑等症状,面瘫发病多以阴阳失衡、气血失和为主,故临床选用调督和胃针法,在小儿方的基础上加取百会,意在调理阴阳平衡,疏通阳明经气,手法均为平补平泻。

以上述方法指导临床实践,每获良效。

五、典型验案

验案 1

王某,男,10 岁,小学生,2014 年 5 月 14 日初诊。主诉:左侧面部歪斜伴左眼闭合不全3天。现病史：患者3天前晨起无显著诱因出现左侧面部不适，流口水，进食及刷牙时感觉不便，照镜子发现左眼闭合不全，口角向右侧歪斜，家人带其就诊于当地诊所，给予抗病毒及营养神经等治疗，无效，病情略有加重趋势，遂就诊于我科。查体：左侧额纹变浅，左眼闭合不全，左侧面部肌肉张力减退，左侧鼻唇沟变浅，口角歪向右侧，鼓腮试验（＋），漏齿试验（＋），舌前2/3味觉正常，House－Brackmann（H－B）面神经功能分级为Ⅳ级，无听觉过敏，舌质红，苔薄黄，脉浮微数，大便干。西医诊断：周围性面神经麻痹。中医诊断：面瘫。证候类型：风热上扰。治则：调督清胃，疏散风热。

针刺处方：大椎、四白（患侧）、颧髎（患侧）、地仓（患侧）、迎香（患侧）、中脘、天枢（双侧）、足三里（双侧）、解溪（双侧）、合谷（双侧）。

针刺操作：首先针刺天枢、中脘，用泻法；然后针刺大椎，速刺，用泻法，不留针；面部腧穴轻刺激；最后针刺合谷、足三里、解溪等四肢部腧穴，手法为平补平泻。每次留针15分钟，治疗每日1次，每周6次。治疗3次后，患者症状出现好转，患侧额纹增多，左面部歪斜减轻，左眼仍闭合不全，但仅留一缝隙，舌质淡红，舌苔薄白，脉微浮。取穴不变，手法均为平补平泻。治疗2周后，症状显著减轻，患侧额纹基本恢复，左眼能闭合，静止时双侧口角对称，H－B面神经功能分级为Ⅱ级。再依前法巩固治疗5次后，H－B面神经功能分级为Ⅰ级痊愈。

按：小儿为稚阴稚阳之体，脾胃运化功能未健全，易患实证。本案患者证属风热上扰，故选用调督清胃针法，即针刺大椎用泻法，意在清泻风热，急则治标；针刺天枢、中脘等穴，意在清泻胃热，使脾胃健运,气血津液充盈,利于面瘫的治疗;配合面部局部取穴和四肢远端取穴,共奏调督清胃、疏散风热的功效。留针时间宜短,一般15分钟,大椎则速刺不留针。由于患儿辨证为风热上扰引发面瘫,故使用燕赵高氏的清泻出针手法,即出针时微提其针,如无沉紧涩之感,即可摇大针孔而随即出针。其关键是出针时不要求出现后遗感,对留针时间已到而仍有针感者,可采用以下方法清除针感:一可延长针刺时间,使针感消失后再出针;二可将针轻提一半,以加速消除针感。小儿面瘫,一般而言发病容易,传变迅速,脏气清灵,易趋康复,且病因单纯,如果治疗及时,方法正确,易于康复。因此本案治疗不足3周,患儿痊愈。

验案2

陈某,女,47岁,工人,2014年9月13日初诊。主诉:右侧面部歪斜11天。患者11天前受凉后出现右侧面部麻木不适并口角歪斜,就诊于外院神经内科,给予静脉输注改善微循环的药物及肌肉注射维生素 B_{12} 5天,患者自感疗效不佳,停药后求诊于一中医诊所,予患侧太阳穴处膏药贴敷6天,病情仍无好转,遂来要求针灸治疗。查体:右侧面部额纹消失,右眼闭目露睛,右侧鼻唇沟变浅,口角向左侧歪斜,鼓腮试验(+),漏齿试验(+),舌前2/3味觉正常,无听觉过敏,H-B面神经功能分级为V级,舌体胖、边有齿痕,舌质淡红,苔薄白,脉浮。西医诊断:周围性面神经麻痹。中医诊断:面瘫。证候类型:风寒袭络。治则:调督和胃,疏风通络。

针刺处方:百会、大椎、四白(患侧)、颧髎(患侧)、地仓(患侧)、迎香(患侧)、中脘、天枢(双侧)、足三里(双侧)、解溪(双侧)、合谷(双侧)。

针刺操作：治疗成人面瘫的选穴，是在治疗小儿面瘫处方的基础上加百会。操作顺序为：先针刺天枢、中脘，再针刺头项部腧穴，其中大椎穴速刺不留针，最后针刺四肢腧穴，手法均为平补平泻。每次留针 20 分钟，治疗每日 1 次，每周 6 次。治疗 1 周后患者症状减轻，右侧面部出现疏浅额纹，右眼闭合仍不全，上下眼睑有一约 2 mm 宽的缝隙，右面部麻木显著减轻，静止时口角轻微左偏，H－B 面神经功能分级为Ⅳ级。治疗 2 周后，双侧额纹对称，右眼用力后闭合完全，静止时口角无歪斜，H－B 面神经功能分级为Ⅱ级。依前法再巩固治疗 10 天，H－B 面神经功能分级为Ⅰ级痊愈。

按：成人面瘫治疗方法丰富，辨证取穴各具特色。本案选择调督和胃针法，即针刺督脉大椎、百会，取其调和督脉、发挥卫外御邪的作用；取天枢、中脘意在激发阳明经气，调理脏腑功能；针刺头面部腧穴（以阳明经为主）意在调整阳明经筋，宣散阳明之邪；针刺四肢远端的足三里、解溪、合谷意在调和阳明经脉，扶正祛邪。诸穴合用调督和胃、疏风通络，实现在经筋、经脉、脏腑三个层面充分发挥手足阳明经穴在治疗面瘫中的重要作用。由于本案为风寒袭络引发面瘫，无明显的虚实之证，可以按照燕赵高氏的"一般出针法"出针，即临床对于不急不缓、虚实不显著者，依照先上后下、先近后远的顺序出针。左手持消毒干棉球夹持针身底部，并轻按压腧穴，右手持针稍做捻转，针下轻松无沉紧之感时即可随势将针起出，然后左手再以干棉球按压片刻以防止出血。正如《针灸大成》所言："凡持针欲出之时，待针下气缓不沉紧，便觉轻滑，用指捻针，如拔虎尾之状也。"

验案 3

刘某，男，69 岁，退休职工，2014 年 3 月 21 日初诊。主诉：右口眼歪斜 1 个月。1 个月前患者在进食时发现食物停滞在颊部，饮水和漱口时右口角流涎，同时伴耳后疼痛，就诊于外院，间断给予糖皮质激素、B 族维生素并联合理疗等，共治疗近 1 个月，症状未见明显改善，自觉两目干涩、怕冷、失眠、食欲减退、情绪低落，经人介绍来我科就诊。查体：右额纹消失，右眼不能闭合，右鼻唇沟消失，右侧面部张力减退，口角向左侧歪斜，不能完成鼓腮动作，H－B 面神经功能分级为 VI 级，舌淡，边有齿痕，苔白腻，脉弦细弱。西医诊断：周围性面神经麻痹。中医诊断：面瘫。证候类型：脾虚肝郁，肝肾不足。治则：调督养胃，补脾益肾。

针刺处方：百会、神庭、大椎、四白（患侧）、颧髎（患侧）、地仓（患侧）、迎香（患侧）、中脘、天枢（双侧）、足三里（双侧）、合谷（双侧）、太溪、太冲、神门。

针刺操作：治疗老年面瘫，是在成人面瘫处方的基础上加神庭、太溪、太冲、神门。配穴可根据伴随症状加减。下针顺序：先针主穴，后针配穴，主穴进针次序同前。手法：足三里、太溪用补法，太冲用泻法，其余穴位平补平泻。每次留针 20 分钟，治疗每日 1 次，每周 6 次。治疗 2 周后，患者右面部出现额纹，右侧面部肌力有所改善，右侧鼻唇沟较左侧浅，仍不能做鼓腮动作，右眼闭合不全，耳后疼痛缓解，睡眠改善，H－B 面神经功能分级 IV 级。治疗 4 周后，患者右侧额纹较左侧浅，静止时两侧面部基本对称，右侧闭眼仍存有一线状缝隙，食欲好，睡眠可，情绪好转，对治疗有信心，H－B 面神经功能分级为 III 级。再依前法治疗 2 周后，患者右侧面部眨眼及张嘴时有牵掣感，右眼闭合力略弱（闭合完全），余症状基本消失，H－B 面神经功能分级为 I 级。

按：老年面瘫患者，由于基础疾病（糖尿病、高血压等）较多，同时其神经轴突开始变性,神经纤维密度减少,神经易受损,因此老年面瘫患者往往具有程度重、难恢复、预后差的特点。针对老年面瘫的特点,且患者常常伴有失眠、烦躁不安等症状,因此选择调督养胃针法进行治疗,即针刺督脉大椎、百会、神庭,发挥调和督脉、激发阳气的功能;针刺天枢、中脘、足三里、合谷及头面部腧穴(阳明经为主),是从阳明经论治,激发并疏通阳明经气,健脾和胃,扶正祛邪;针刺太溪、神门、太冲,是用原穴以滋水涵木,交通心肾,缓解失眠焦虑等。本案针对老年人的生理和病理特点,切中老年人阳气虚衰的病机,采用调整督脉、激发一身之阳气,同时兼顾调和脾胃、滋补肝肾,体现了调督针法脾(胃)肾同治的治疗宗旨。由于患者证属脾虚肝郁、肝肾不足,故采用燕赵高氏的补益出针法出针,即留针时间宜短(不超过20分钟),针刺和出针手法皆宜轻柔,最主要的是出针时尽量让患者局部产生"后遗感"。所谓"后遗感"即指出针时重新施以手法,使针感复现,随即出针,出针后的一定时间内患者仍留有针感,以增加疗效。出针后应以棉球按压,闭合针孔并防止出血。

验案 4

赵某,女,51岁,教师,2013年11月初诊。主诉:左侧口角歪斜3个月余。3个多月前患者进食时发现口角歪斜、流涎,伴左侧头顶及眼眶疼痛,左侧面部麻木,就诊于某地方医院,诊为面神经麻痹,给予口服甲钴胺胶囊并输液治疗1周余(具体用药不详),无明显效果,又到某诊所就诊,给予膏药外敷,并间断针灸治疗40次,无显效,遂来我科治疗。查体:患者表情焦虑,患侧面部麻木,额纹浅,左眼闭合不全,左鼻唇沟浅,口角右偏,进食时食物停留在颊部,流口水,失眠,食欲下降,舌质紫暗,苔白,脉弦细,H-B面神经功能分级为Ⅴ级。西医诊断：周围性面神经麻痹。中医诊断：面瘫。证候类型：气滞血瘀。治则：理气活血，调督和胃。

针刺处方：中脘、天枢（双侧）、百会、神庭、大椎、阳白（患侧）、攒竹（患侧）、承泣（患侧）、四白（患侧）、颧髎（患侧）、地仓（患侧）、颊车（患侧）、迎香（患侧）、足三里（双侧）、合谷（双侧）、太冲（双侧）、肝俞、脾俞。

温和灸：于阳白、颊车、翳风等处温和灸，可根据病情交替取穴，每穴3～5分钟。

拔罐：取阳白（患侧）、颧髎（患侧）、颊车（患侧）、翳风（患侧）等穴刺络拔罐，也可交替取穴。

操作：先针中脘、天枢，次针百会、神庭等，然后针面部局部穴位，之后四肢穴位，留针40分钟，起针后针背俞穴，不留针。针后给予温和灸，最后刺络拔罐。针刺和灸法每周5次，2周后改为每周3次，刺络拔罐每周2次，采用一般出针法出针。治疗4周后患者症状明显减轻，额纹接近对称，患侧眼睑能闭合，运动时口角略向右偏，兼证消失。又依前法巩固治疗4周，共治疗8周，患者病情显著好转，H-B面神经功能分级为Ⅱ级。

按：此例患者属顽固性面瘫，早期治疗不规律且未在正规医院治疗，结合患者体质因素，可能导致病情迁延难愈。其针刺处方与前述患者无明显差异，同样为从阳明论治，中焦穴位激发全身阳明经气，面部穴位祛阳明之邪，四肢远端穴位进一步疏调阳明经气，合谷、太冲开四关、理气活血，督脉穴激发一身阳气，背俞穴疏肝健脾。但本例病程3个月有余，单独针刺很难奏效，久病多瘀，故给予温和灸法，以助祛风散寒，温通经脉，刺络拔罐改善局部微循环，祛瘀生新，进一步促通经脉，故而采用从阳明论治的综合疗法而获效。

验案5

赵某,男,50岁,2013年12月9日初诊。患者1周来因工作压力大,劳累,出现情绪烦躁,胸部满闷,夜间不能入寐,严重时辗转反侧,彻夜不眠。3天前因防护不慎,外出受风而出现左侧面部麻木,口角歪斜,左眼不能闭合,故求治于中医。查体:口角歪斜,左侧面部麻木,左眼不能闭合,流泪,左耳后疼痛感,精神欠佳,烦躁,胸部满闷,失眠,纳差,口苦,大便偏干,小便黄,舌质红,苔黄而干,脉浮滑有力,右寸关尤甚。西医诊断:周围性面神经麻痹。中医诊断:面瘫。证候类型:胸胃郁热,风袭经络。治则:清宣郁热,祛风通络。方用栀子豉汤合牵正散加减。药物组成:栀子15 g,豆豉10 g,连翘15 g,防风10 g,葛根15 g,羌活10 g,茯神15 g,夜交藤30 g,白附子6 g,白僵蚕10 g,全蝎6 g,生甘草6 g。每日1剂,水煎取汁300 mL,早晚分服。

2013年12月12日二诊:服完3剂后,患者胸部满闷、烦躁明显减轻,夜间亦能入睡,面部症状无明显变化。原方继服,同时配合针刺治疗,取阳明经四白、地仓、颊车、合谷等穴,加用翳风、风池、牵正等穴以祛风通络。手法均用浅刺,轻刺激,每日1次。同时注意休息,避风寒,清淡饮食。经综合治疗15天后,患者口角歪斜已不明显,左眼能闭合,面部麻木感消失,纳可,寐安,病情已基本痊愈。

按:《伤寒论》第76条"发汗吐下后,虚烦不得眠,若剧者,必反复颠倒,心中懊憹,栀子豉汤主之。"此乃热邪郁于阳明胸胃的栀子豉汤证。本病例先有阳明胸胃热郁之内因,而表现胸部满闷、烦躁辗转不能入眠,继而感受风邪,侵袭面部阳明经络,致口角歪斜等诸症状。治疗时当内外兼顾,把握阳明病内在之病位、病性,故用栀子豉汤清宣阳明胸胃郁热以治本,配合防风、葛根、羌活、牵正散祛风通络以治标,同时针刺手足阳明经穴祛风散邪,疏通气血,促进局部功能恢复。因标本兼治,针药并调,故而收到了很好的疗效。

六、总结体会

"调督和胃系列针法"是燕赵高氏针灸学术流派治疗面瘫的特色针法。"调督和胃针法"中的"调督"原则即是通过针刺百会、大椎、神庭等腧穴以扶阳益阴或清泄阳气从而达到治疗面瘫的效果。在临床实践中确实发现对一些难治性面瘫加用督脉穴位,尤其是取大椎穴,往往能逆转病情,迅速获效。"调督和胃针法"的另一个核心思想是调和脾胃,也就是从阳明论治面瘫。既往临床上常在恢复期或后遗症期加取四肢远端腧穴,如足三里、太冲等以增强疗效,而高玉瑃在实践中在面瘫早期就重视阳明经的选用,采用天枢、中脘激发经气,再针刺足三里、解溪等疏调经气,犹如针刺信号的中继站,联合应用使阳明经气血顺畅流注,从而发挥扶正祛邪治疗面瘫的作用。高玉瑃从多年的临床实践中发现,从阳明论治面瘫较传统针刺法效果更好。但对于顽固性面瘫,高玉瑃认为常规方法难以治愈,多须配合灸法、梅花针或刺络拔罐等综合疗法方能取效。另外,高玉瑃非常重视针刺顺序,认为针刺顺序能引导气血运行的方向,临床上以此为指导思想,对面瘫的治疗从理论到实践均可得到明显的提升。

参 考 文 献

[1] 丁元庆.急性口僻从阳明论治[J].光明中医,2001,16(6):18-19.

［2］ 张昆林,陈朝晖.老年面瘫临床预后与电生理特点[J].中国临床康复,
2002,6(21)：3187.

［3］ 袁军,李梅,王耀民,等.出针手法经验谈[J].中国针灸,2003,23(6)：
374.

［4］ 杨文斌.点刺厉兑穴配合黄鳝血外敷治疗小儿面瘫208例[J].国医论
坛,2006,21(1)：21.

［5］ 李俊,安贤云.谈小儿面瘫治疗[J].中医中药,2007,45(13).

［6］ 李欣明,阎丽娟.从足阳明经筋辨证论治周围性面瘫[J].天津中医药,
2009,26(3)：215-216.

［7］ 姜硕,狄中.浅论针灸处方中针刺顺序问题[J].中医杂志,2012,53(7)：
620-622

［8］ 陈滨海.难治性面瘫治从阳明与瘀阻探[J].浙江中医杂志,2013,
48(6)：393-394.

第六节　三叉神经痛

三叉神经痛属"面痛""偏面痛"等范畴,中医古籍中有"首风"
"脑风""头风"等名称记载。中医称之为面痛,是指以面颊部位抽
掣疼痛为主要表现的一种病证。

现代医学认为三叉神经痛是指在三叉神经分布区域内,骤然
发生、电击样、阵发性、短暂性、剧烈疼痛,中老年人多见,发病高峰
在50~70岁,并有随着年龄增加而发病率增加的趋势。年发病率
男性约为3.4/10万,女性约为5.9/10万,女性略多于男性。病位
多为单侧,疼痛可自发,也可由轻微刺激扳机点所激发,多在白天
发作,每次持续数秒至1~2分钟,间歇期无症状,或仅有轻微钝
痛。临床多分为原发性和继发性两种,继发三叉神经痛多由于肿
瘤、蛛网膜炎、血管畸形、动脉瘤、多发性硬化等引起。

一、病因病机

古籍记载本病疼痛发作的特点由于与风邪善行而数变的特性相似,故又称"首风"。其病变三叉神经痛是三阳经筋受邪所致,风引致颠顶,求其因除风邪上犯之外,也多责之三阳风火上动。因为颠顶之上,唯风可到,外感风邪,循经上犯颠顶清窍引起本病。《素问·风论》中记载:"首风之状,头面多汗恶风,当先风一日则病甚。"而精神因素亦可诱发此病,肝郁气滞,郁久化火,火热风动,风火夹痰上扰致清阳不得舒展。诸邪气,风、火、痰湿、血客于经络,痰阻血瘀,气滞血凝,阻遏经络,导致"不通则痛"。头为诸阳之会,机体五脏六腑之精华气血皆上聚于头,如若脏腑亏虚,脑府失养,也发本病,常可见于老年虚弱患者。

二、辨证分型

高玉瑃认为,三叉神经痛发作时部位特征明显,在使用针灸方法治疗时,首先应当根据疼痛部位局部取穴,再采用经络辨证进行分经论治,并结合患者的整体情况或疼痛特点参用其他辨证方法选穴,提出了"经络辨证为主,多种辨证相参"的临床三叉神经痛的辨证模式。将其分经脉、部位循经辨证。其他辨证方法,如对于新病患者,由外邪引起者,加以病因辨证,并确定治疗原则以疏散外邪为主:风邪引起者,宜疏风通络;因寒邪引起者,宜散寒温经;因热邪引起者,宜清热通络。体弱久病的患者,因机体内部因素引发疾病,故给予脏腑辨证,如:肝胆火热上亢致病,宜清肝泻火;如胃热壅阻,浊气上逆,当和胃降浊;而心火上炎,更要清心安神;久病顽症,多伴血瘀痰浊,闭阻不通,当以清热、涤痰、活血通络止痛为主;如患者疼痛绵绵,常年不愈,身体消瘦,面色萎黄,语声低微,多为气血不足不能上荣之血虚疼痛,此时在治疗时就可按脏腑辨证,配合健脾和胃、益气养血的穴位进行治疗;而面痛剧烈、面赤口苦、急躁易怒的患者其多为肝阳上亢之疼痛,此时则宜配用肝经的穴位予以平肝潜阳。

此外对于一些疼痛发作定时的患者,高玉瑃则多按发作时间特点,配合子午流注纳子法选穴治疗;对于一些顽固难愈的疼痛往往加入子午流注纳甲法所选的穴位进行治疗,常能获得显著疗效。高玉瑃认为对于顽固性疼痛虽非定时发作,按子午流注纳甲法选穴配合治疗时,当所开穴位与疼痛相应时疗效最为显著,如所开穴位与疼痛不相关则疗效稍显逊色。

附:三叉神经痛常见的辨证分型

(1)风寒袭络:颜面短暂性刀割样剧痛,遇寒而诱发或加重,发作时面部有紧束感,局部喜温,恶风寒,口不渴,苔薄白,脉浮紧。

(2)风热伤络:颜面短暂烧灼或刀割样疼痛,遇热加重,得凉稍减,痛时面红,伴发热,恶风,口干咽痛,舌边尖红,苔薄黄,脉浮数。

(3)胃火上攻:颜面阵发灼热剧痛,前额胀痛,面红目赤,牙龈肿痛,口臭咽干,口渴喜冷饮,便秘溲赤,舌质红,苔黄,脉滑数。

(4)肝胆火炽:颜面阵发性电击样剧痛,面颊灼热,面红目赤,眩晕,烦躁易怒,口苦咽干,胸胁满闷,便秘,尿赤,舌质红,苔黄燥,脉弦数。

(5)风痰阻络:颜面抽搐疼痛,麻木不仁,眩晕,胸脘痞闷,呕吐痰涎,苔白腻,脉弦滑。

(6)瘀穴阻络:面痛屡发,剧时如针刺刀割,面色晦暗,无明显寒热诱因,舌质紫暗或有瘀斑,脉弦涩或细涩。

(7) 阴虚阳亢:久病或老年患者,颜面阵发抽搐样剧痛,头晕目涨,失眠,心烦易怒,咽干口苦,腰膝酸软,舌红少津,脉弦细而数。

三、针灸治疗

本病大多有病程缠绵、迁延日久的特点,针灸治疗三叉神经痛有良好的止痛效果。毫针治疗一般以分部近取和循经远取手足阳明经穴相结合,配用手少阴心经、手厥阴心包经、督脉的穴位,多施用泻法,行重刺激法,并留针 30 分钟,每 5 分钟行针一次,每日治疗 1 次,10 次为一疗程,取得了显著效果。

高玉瑃认为三叉神经痛的病因病机复杂多变,但治法都应以祛邪止痛为要,治疗时首先应当根据疼痛部位采用经络辨证,进行分经论治,选穴应局部穴位与远端取穴相结合,对于复杂病例应当结合脏腑辨证、气血津液辨证等其他辨证方法共同分析,一般在治疗迁延不愈的患者时还应重视对脾胃功能的调节。对于久病顽症,活血化瘀也常是其主要治则。“不通则痛,久痛必瘀”是其主要病理变化,中医学根据“经脉所过,主治所及”的道理,取少阳、阳明经穴为主,选取主穴风池、合谷、翳风、下关、足三里,并辅以内关“调神”,人中理气,以及四白、太冲、太溪、肾俞、三阴交、丰隆、神门等辅佐通络止痛。

风池系足少阳胆经与阳维脉之交会穴,有通经活络、清脑开窍、调和气血作用,采用补法可使气血上荣清窍,并有散瘀通窍之效。

合谷为手阳明大肠经的原穴,太冲为肝经原穴,二穴相配具有调和阴阳、清心醒脑的作用,即"四关主治五脏"。

太溪、肾俞、三阴交可滋补肾阴,肾藏精生髓,脑为髓海,肾气足则脑髓可充。丰隆、足三里可调和胃气,降逆止呕,故可随证选用。

神门、内关为心经原穴,可调神宁志,"心寂则痛微"。

翳风为手、足少阳之会,可祛风热散毒邪,活血化瘀,通达诸阳经气。

四白、下关均属于胃经穴位,可疏利阳明经气,逐风寒之邪。对有外感之邪,肺卫失固证候的,也可选肺俞、列缺、大椎、行间等。

余穴均在面部三叉神经分布区,为疼痛部位局部取穴法,以达活血化瘀、疏通患侧经气而"通则不痛"的目的。

要想取得预期效果,适当的手法和留针时间也是重要的一环。三叉神经痛发有定时,以子午流注纳子法开穴,实证在当值之时泻其子穴,虚证在当值之时的下一时辰补其母穴。

四、治疗特色

高玉瑃家学渊深,治学严谨,从前面的介绍不难看出高玉瑃在治疗三叉神经痛时选穴十分精炼,即使是治疗一些久治不愈的三叉神经痛,往往也尽量选取疗效确切之穴,从而效果较好。究其原因,应该说是与高玉瑃的治疗特色有密切的关系。

(一)针贵有神

经脉气血的运行与心和神有关。心主血脉,神能导气,气畅脉通,百病不生,反之心失主血之功能,神不能导气畅行,则会发生病痛,故有"百病之始,皆本于神"之说。《素问·灵兰秘典论》曰"主不明……使道闭塞而不通",可见疼痛的发生也与心神有关。且疼痛是一种感觉，是由神所感知，"心藏脉，脉舍神""所以任物者谓之心"，均说明心为君主之官、神明之府，是精神意识、思维活动的中枢，统领全身官能，疼痛的感觉也是由心神所感知的。另外，"脑为元神之府"，说明经脉的神气活动与脑有关，即疼痛的发生和感知与脑也有密切关系。不仅如此，机体对疼痛程度的反应与神的感知程度还有密切关系，正所谓"心寂则痛微，心躁则痛甚"。由于三叉神经痛是一种反复发作的阵发性剧痛，性质犹如刀割、针刺、电击或烧灼样，而且发作频率及疼痛状态随病程的延长而增加，自然间歇期逐渐缩短，甚至终日发作，轻微刺激即可引起疼痛发作，因此患者不敢洗脸，畏惧进食、漱口和刷牙，这对患者的精神和心理状态产生了巨大影响。三叉神经痛患者心情焦虑，烦躁易怒，或精神活动处于抑制状态，情绪低落，悲观失望，不能忍受其痛苦，甚至产生轻生的念头。针刺治疗时要明确患者的病情及对针刺的配合、意愿及病变对机体的影响，医患共同面对病邪，有效沟通，神领意会，才能更有效地止痛祛邪。

高玉瑃在治疗三叉神经痛时，"以针领气，气随针动"，凝神贯注，不论是头部的穴位还是辨证所取的穴位都要先仔细切寻确定之后才进针，直达病所，安神止痛。医者神到，患者神会，两神相合，病邪无处躲藏，疗效显著。

（二）针法辨证

高玉瑃针灸时非常重视穴与证相应，穴与穴相应，穴与时相应。临证时要求辨明证因，明确法理，据法施针。三叉神经痛，古时也有称之为偏头痛者，认为多与风有关，"风为阳邪，易袭阳位"，头为人之至高之处，最易受到风邪侵扰而得病，寒邪、湿邪由于为阴邪，如无风邪相助很难上达头部。火邪虽为阳邪易于上攻，但很难与寒邪、湿邪相和。三叉神经痛其部位属少阳,所取之风池穴既是少阳胆经的穴位,又是治风的要穴,因此首选风池来开泻风邪。高玉瑃认为,各种头面病证多与风相关,因而风池是治疗各种头面疾病的要穴。

本证古籍中又称面痛,而颜面、口颌周围病变多与胃经相关。合谷穴即属多气多血的阳明经脉,阳明循经从同侧达对侧唇上,中医学有"面口合谷收"之说,合谷对治疗面部尤其是口部周围的疾病有很好的疗效。

(三)循序渐进,巩固疗效

三叉神经痛发作常无先兆,突然发生短暂剧烈疼痛,每次持续数秒至1~2分钟后骤然停止。病程初期发作较少,间歇期较长。随着病程的进展,其间歇期逐渐缩短。因此,治疗本病在祛邪的同时要以护本为要。并且,根据本病的特点,在缓解期亦可维护机体正气,提高免疫力,从而循序渐进,疗效才得以巩固、持久。高玉瑃强调,不可被假象迷惑,当认真辨证,熟悉疾病病理,攻陷城池后还要建设家园,巩固成果。

高玉瑃认为治疗各种面痛一定要兼顾脾胃。脾胃是后天之本,养神之根,正气之源。"正气存内,邪不可干",调理好脾胃就是顾护正气。特别是一些慢性面痛或顽固性面痛,一定要注意调节脾胃功能。急性面痛治愈后的巩固期也要注意此问题。比如临床如遇到慢性面痛或血虚面痛的患者,首先应当考虑是否存在脾胃功能失调,因为久病必然伤及脾胃,脾胃是气血生化之源,脾胃功能失调则导致气血不足,就会引起相应症状。此时首先应当调节脾胃,再配以理气、活血、解郁的治法,这样既可以使气血有所生,又能够使气血流通无碍。如此则正气可复,其病可除。此外对一些急性面痛的患者,也不可忽略对脾胃的调节。急则治其标、缓则治其本,患者急性面痛发作时,需要迅速止痛以治标;一旦症状缓解,则当整体调节以治本。从"脾胃为后天之本"的角度来看,也可以理解为调脾胃即是"治本"的重要手段。

(四)经穴流注,远近结合

高玉瑃在治疗面痛时,多以远端取穴为主,尤其在经络辨证之分经选穴时更是如此。同时,高玉瑃强调选取远端穴位时也有规矩可依,其他经脉的选穴可以此类推,疗效可靠,有利于调整周身之气机。

针刺时首先针刺远端腧穴,可引气下行,使壅滞于头部的气血得以下降,如此面痛症状可迅速缓解。之后再针刺头部腧穴,局部腧穴与先前所取之远端腧穴遥相呼应,疏通经脉,引导调节周身气机升降出入,使"气从以顺",如此以达到标本兼治的目的,加强和巩固治疗效果。

针灸是通过影响人体经脉中的气血运行来调节脏腑九窍、四肢百骸的。三叉神经痛部位主要涉及的经络有足阳明胃经、足少阳胆经、手阳明大肠经、手少阳三焦经,取穴主要还是循经取穴和局部取穴配合,远端和近端、左侧和右侧遥相呼应,依据病患情况的不同而斟酌取穴。

(五)注重结合调护

三叉神经痛的患者精神活动一直处于抑制状态,情绪低落,悲观失望,表情淡漠,对外界变化反应迟钝。甚至有一部分的患者由于无法忍受三叉神经痛所带来的痛苦,最终走上了令人惋惜的自杀之路。因此,在生活中,三叉神经痛的患者要特别注意调护,对此,高玉瑃总结如下几点注意事项。

（1）饮食要有规律，宜选择质软、易嚼的食物。因咀嚼诱发疼痛的患者，则要进食流食，切不可吃油炸的食物，不宜食用刺激性、过酸过甜的食物以及热性食物。饮食要营养丰富，平时应多吃些含维生素丰富及有清火解毒作用的食物，多食新鲜的水果、蔬菜及豆制品，少吃肥肉，食物以清淡为宜。

（2）吃饭、漱口、说话、刷牙、洗脸动作宜轻柔，以免诱发扳机点而引起三叉神经痛。

（3）注意头、面部保暖，避免局部受冻、受潮，不用太冷、太热的水洗脸。

（4）平时应保持情绪稳定，不宜激动，不宜疲劳熬夜，常听柔和音乐，保持精神愉快，避免精神刺激。

（5）起居有规律，室内环境应安静整洁、空气新鲜，同时卧室要避免风寒侵袭。

（6）适当参加体育运动，锻炼身体，增强体质。

五、典型验案

验案 1

李某，女，50 岁，2013 年 8 月 10 日初诊。患者右侧面部额眼鼻颌部（眼支、上颌支、下颌支）均阵发性电击样疼痛 1 年，刷牙、洗脸、说话均可诱发疼痛，每次持续 1～2 分钟，每日发作 10 余次。近日来症状加重，口服卡马西平可以暂时缓解疼痛。查体：面红目赤，牙龈肿痛，口臭咽干，口渴喜冷饮，便秘溲赤，舌质红，苔黄，脉滑数，血压 150/90 mmHg。西医诊断：三叉神经痛。中医诊断：面痛。证候类型：胃火上攻。治则：和胃降火，通络止痛。

针刺处方：远端穴位：风池、合谷、神门、足三里、太冲。局部穴位：翳风、太阳、下关、颊车、地仓。

针刺操作：嘱患者平躺，先针远端穴位，再针局部穴位，针刺留针30分钟，每10分钟行针一次，每日1次。次日来诊即诉疼痛次数明显减少，依法针刺10天后治愈，患者满意而归。以后每半年来复诊巩固，未再复发。

按：本例患者辨证属胃火上攻，中焦浊气上泛，溢于体表口面部，循经刺激，疼痛频繁发作，治疗以祛邪止痛为要。高玉瑃认为以远端取胃经、肝经、胆经穴位为主调节气血，使上犯之浊气有更合理的出路，再辅以翳风、太阳、下关穴改善局部的气血运行，远近相结合，以达到活血通络、化瘀止痛的目的。其中，要重用足三里、合谷二穴，因为此二穴同为阳明经之穴，针之可循经从同侧达对侧口唇，对治疗面部，尤其是口部周围的疾病有很好的疗效。

验案 2

于某，女，39岁，2014年4月23日初诊。患者自述右侧面部鼻翼旁及眉棱骨处阵发性疼痛有半年余，每次疼痛发作时，连洗脸、刷牙甚至是讲话都非常困难，尤其咳嗽时疼痛明显。就诊医生给予镇静、止痛药物及卡马西平等药暂时缓解疼痛，仍有间断发作。现吃热饭、天气骤然变化时即有加重，得凉稍减，痛时面红，伴发热，恶风，口干咽痛，咳嗽，舌边尖红，苔薄黄，脉浮数。西医诊断：三叉神经痛。中医诊断：面痛。证候类型：风热伤络。治则：清热祛邪，活络止痛。

针刺处方：太阳、颊车、列缺、风池、合谷、下关、内关。

针刺操作：双侧取穴，5分钟行针一次，留针40分钟。针刺1次后患者灼热症状即有减轻，次日复诊，继以前方连续针刺5次后疼痛未再发作，后间断巩固疗效半年余。

按：此患者辨证属风热伤络，肺主皮毛，并与大肠相表里，故选择肺经的络穴列缺，一方面"头项寻列缺"，此为病与穴相合，另一方面列缺为肺经络穴，别走手阳明大肠经，可调理大肠，一穴两用，标本兼治。由于穴证相应，力量精专强大，故 1 次治疗面痛症状即除，并嘱患者调理饮食，调畅情志，以巩固疗效。高玉瑃提倡巩固疗效，全面整合机体需以时日，不可以一时之效言及无畏，尤其是三叉神经痛患者常为间歇发作，当祛除诱因，在变化中机体无恙，方可言效。因此，对于巩固治疗效果也是需要重视的医学课题。

验案 3

李某，女，60 岁，2014 年 4 月 12 日初诊。半年前患者突感鼻子刺痛，刺痛到呼吸都有些困难，后来又慢慢发展到牙痛，甚至饭也吃不下。以牙病治疗，未见好转，反而越来越严重，连说话都变得痛苦。被确诊为三叉神经痛后，服药控制，仍间断发作。现头晕目胀，失眠，心烦易怒，咽干口苦，腰膝酸软，舌红少津，脉弦细而数。西医诊断：三叉神经痛。中医诊断：面痛。证候类型：阴虚阳亢。治则：滋阴潜阳，调经止痛。

针刺处方：局部取穴（患侧）：下关、四白、颊车、迎香。远端取穴（双侧）：风池、合谷、神门、足三里、太冲、太溪。

针刺操作：四白、颊车、迎香浅刺 0.3～0.4 寸，行雀啄刺；下关、合谷直刺 1 寸，得气后留针 30 分钟。10 次为一疗程，第 1 个疗程每日 1 次，第 2 个疗程隔日 1 次。针后第一次发作时即疼痛减轻，2 个疗程患者没再发作。

按：此例患者，辨证为阴虚阳亢，常因肝肾阴亏，虚火不能归元，上扰神经而口面疼痛。治疗当滋水涵木，引火归元，神经安养。

除局部选穴活血通络,当选肝肾经穴使与之遥相呼应,疗效明显。如太冲是肝经输穴,既能疏肝又能养肝;太溪为足太阴肾经穴位,针之可起到育阴潜阳的效果。高玉瑃总结,阴虚阳亢的患者,平素体质已有偏差,治疗中不注重脏腑阴阳平衡,即使有短暂疗效,也会因体质差异而很快复发。因此,顺从中医理论辨证论治,整体观念不仅仅是老生常谈,更是临床经验的总结。

验案 4

张某,女,59 岁,2014 年 10 月 13 日初诊。主诉:患者右侧自眼眶、鼻部至枕部阵发性面痛 6 年加重 1 个月就诊。患者于 6 年前开始右侧眼眶、鼻部至枕部面痛,呈阵发性,疼痛剧烈时不敢进食,吃饭、情绪紧张等均可诱发。患者体胖,面颊灼热,面红目赤,眩晕,烦躁易怒,口苦咽干,胸胁满闷,便秘,尿赤,舌质红,苔黄燥,脉弦数。西医诊断:三叉神经痛。中医诊断:面痛。证候类型:肝胆火炽、痰瘀阻络。治则:疏肝利胆、祛瘀止痛。

针刺处方:太阳、颊车、列缺、风池、合谷、神门、下关、内关。

针刺操作:双侧取穴,5 分钟行针一次,留针 40 分钟。针刺 1 次后患者灼热症状即有减轻,次日复诊,连续针刺 5 次后疼痛未再发作,病情缓解,间断巩固疗效半年余。

按:患者体胖,性情急躁,肝胆火旺,循经走窜,炼液为痰,瘀阻脉络,不通则痛。局部取穴虽可通经活络止痛,但高玉瑃强调必须要巩固成果,因此施以滋补肝肾之法,远端循经选穴,整体调节。机体平衡,病证得除,才能疗效满意。高玉瑃临床经验丰富,临证常不拘泥于证型理论,而是依据实际辨证所见。本例患者肝胆火旺,病久伤及血脉、津液,可见三证合一,虽病情复杂,而辨证准确,治疗对路,常又得心应手,疗效颇显。

六、总结体会

本病在中医学属于"面痛"范畴，其病位在面，病因多为风邪夹寒或夹热上攻，基本病机特点是面部阳明经脉气血凝滞不通，不通则痛。

此外，高玉瑃认为，经脉气血的运行与心和神有关。心主血脉，神能导气，气畅脉通，百病不生，反之心失主血之功能，神不能导气畅行则会发生病痛，故有"百病之始，皆本于神"之说。《素问·灵兰秘典论》曰"主不明，使道闭塞不通"，不通则痛，可见疼痛的发生也与心神有关。且疼痛是一种感觉，是由神所感知，"心藏脉，脉舍神""所以任物者谓之心"，均说明心为君主之官、神明之府，是精神意识思维活动的中枢。另外"脑为元神之府"，说明经脉的神气活动与脑有关，即疼痛的发生和感知与脑也有密切关系。不仅如此，机体对疼痛程度的反应与神的感知程度还有密切关系，正所谓"心寂则痛微，心躁则痛甚"。三叉神经作为脑神经之一，更是如此。

故针灸治疗三叉神经痛之法，既要分部近取和循经远取手足阳明经穴，以消除病因，改善气血运行，又要兼以治神，"调其神，令气易行"，以神导气。欲安其神，必以静之，镇静安神以心经、心包经、督脉经穴作用最著。神门是心经的原穴，镇静宁心、安神定志的作用显著，是治疗心神疾患的要穴。心主血脉，凡与心有关的血液运行障碍所致的病变均可选用本穴，取之既可镇静安神，又可理气活血祛瘀，故有较好的止痛作用。内关为手太阴心经穴，行使心令，故清心泻热的作用很强，临床常用于治疗口疮、口臭、龈烂之类。心为君火，其华在面，《证治准绳》有"面痛皆属火盛"之说，故取内关清心泻热、镇静安神。人中为督脉、手足阳明之会,督脉上行入脑,脑为元神之府,取之可以调督脉,健脑醒神;加之本穴针感异常灵敏,能走向头脑,因此醒神的作用很强。此外,本穴交会于手足阳明经脉,三条阳经相交,清热消肿作用显著,而阳明经布于面,取之多用于口、齿、面、鼻的风火热毒之证。处方中常选的合谷,取之虽多释为循经取穴之义,但正因为属于多气多血的阳明经脉,理气镇静安神作用强,故更是镇痛要穴。

参 考 文 献

[1] 秦越人.难经[M].北京:科学技术文献出版社,1996.

[2] 高树中,杨骏.针灸治疗学[M].北京:中国中医药出版社,2012.

[3] 高鹏翔.中医学[M].北京:人民卫生出版社,2014.

第七节 带 状 疱 疹

带状疱疹是临床常见皮肤病,属于传统中医学的"蛇串疮""缠腰火丹"范畴,民间俗称"蛇丹""蜘蛛疮"。临床上常见身体一侧出现带状分布成簇的小水疱,易累及神经并伴有局部疼痛,常病势缠绵,日久不愈,短则几周,长则达数年,是困扰患者的顽症之一。患者长期遭受痛苦的折磨,有的患者甚至影响睡眠,生活质量低下,严重者还会导致情绪异常,发展为抑郁或焦虑。近年来,其发病率有上升的趋势,中医针灸治疗有较好的疗效。

一、病因病机

中医学认为带状疱疹与情志不遂,饮食失调,脾失健运有关;

其病因病机主要由于肝气郁结,久而化火妄动;脾运失常,湿热内蕴,外溢肌肤;兼因外感毒邪,以致湿、热、火毒蕴积肌肤而成。中老年患者又多正气不足,湿热内蕴,壅阻肌肤,正虚致气血凝滞,经络阻塞不通,以致疼痛剧烈,病程迁延不愈,皮疹消退后仍遗留神经痛,缠绵难愈。

带状疱疹常于季节急剧变换或疲劳、感冒后等抵抗力下降时感染病毒而发病,其特点是沿一侧周围神经出现簇集的水疱,呈群集带状分布,好发于胸、面、颈、腰等部位。

现代医学认为,带状疱疹是由水痘-疱疹病毒引起,累及神经及皮肤的病毒性皮肤病。带状疱疹的发生与机体的免疫状态有一定的关系,当机体抵抗力下降时,病毒活动、生长、繁殖,使受侵犯的神经和神经节发炎、脱髓鞘及坏死,同时再活动的病毒沿着周围神经纤维移动到皮肤上引发神经痛,经久不愈则留下带状疱疹后遗神经痛,是临床很难治愈的顽疾。

二、辨证分型

现代医学认为带状疱疹其病程一般为 2~3 周,病后不复发,可终身免疫。部分患者病后局部留有的后遗神经痛可持续数月乃至数年。传统中医学往往根据导致带状疱疹的病因病机进行辨证分型。

(1)肝经郁热:常见于本病的急性期。皮损鲜红,疱壁紧张,灼热刺痛,口苦咽干,烦躁易怒,大便干或小便黄,舌质红,舌苔薄黄或黄厚,脉弦滑数。

(2)脾虚湿蕴:皮损颜色较淡,疱壁松弛,伴疼痛,口不渴,食少腹胀,大便时溏,舌质淡,舌苔白或白腻,脉沉缓或滑。

（3）气滞血瘀：常见于后遗神经痛期。皮疹消退后局部疼痛不止，舌质暗，有瘀斑，苔白，脉弦细。

带状疱疹可分干湿，辨虚实。中医学认为，干性属肝经风火，湿性属脾经湿热。干性者受损皮肤潮红，仅出现丘疹，有痒感；湿性者皮肤潮红，起白色珍珠样的水疱，如绿豆大小，破后则糜烂渗水，较干性者痛甚。

高玉瑃还认为带状疱疹发病部位明确，多可采取局部病灶部位与循经证穴合参辨证。如带状疱疹初起，若伴发寒热，常现太阳表证。而且此病实证、热证者虽多，而虚证、寒证者殊非少见。带状疱疹常发于年老体弱患者，或适逢过度劳累、感冒体虚，或常服他药抑制免疫力之时，邪气总由虚处而入。

三、针灸治疗

高玉瑃认为带状疱疹病机明确，针刺治疗针对性强，效果佳。治法以通络止痛为主，取穴宜遵循局部病灶与循经取穴、辨证取穴相结合的原则。首先根据疼痛部位采用经络辨证，进行分经论治，并结合病因、脏腑辨证，施用不同针法，调理机体，改善机能，取得疗效。

发病初期，可给予刺络拔罐，以三棱针或梅花针阿是穴点刺放血，用玻璃火罐闪火法将其置于皮疹处，隔日 1 次，连续治疗 3～5 次。操作中注意周围消毒，防止感染。

年老病久虚证的患者，也可给予灸法治疗。如在疱疹患处的"阿是穴"回旋艾灸，每穴施灸 5～7 分钟，每次 3～4 穴，每日 1 次。也可隔姜灸肺俞穴等治疗带状疱疹，临床疗效显著。

在选穴方面，遵循以下规律。

（1）局部病灶围针是治疗带状疱疹的有效方法之一，以病损大小决定围针多少，最少 4 根。局部周围卧针平刺，在离疱疹 0.5 寸处呈 15 度角刺入，均用泻法，留针 30 分钟，每 10 分钟行针一次，每日 1 次。

（2）辨证取穴，取风池、合谷、阳陵泉、足三里、三阴交（均用双侧）。若后遗神经痛持续疼痛不止者，加支沟；肝经郁热者可加用太冲、曲池；脾虚湿蕴者可加用丰隆、中脘；气滞血瘀者可加用血海、内关。

（3）带状疱疹后期及后遗神经痛的顽固患者，可加用华佗夹脊穴。

四、治疗特色

高玉瑃治学严谨，技能精湛，在治疗带状疱疹时选穴考虑周全又取穴精炼，兼顾局部与循经，并结合病因及辨证取穴。即使是一些久治不愈的患者，经合理的配穴治疗，疗效也十分明显，这也形成了其治疗特色。

现代医学研究表明，针灸可以激发机体内部的生理应激系统，使免疫功能加强，并可产生镇痛等作用，从而起到治疗的作用。

高玉瑃总结带状疱疹的针灸治疗如能早期介入，不仅能缩短疗程，防止红疹继续扩散，并能有效防治神经痛，较少出现后遗神经痛。

（一）辨证施针

一般疾病较轻或初病时，病邪尚浅未入血脉，此时可行围刺，取穴多以局部疱疹区为主。邪入血脉或病情较重的患者，又可行刺络拔罐放血，引邪外出。症状明显，循经疼痛的患者，当予辨证取穴。而久病留瘀,正气虚耗,选择经外奇穴。高玉瑃总结为"顽症经外循",常有意外奇效。

(二)辨证取穴准确

高玉瑃强调远端穴位选取时也有规矩可依。根据"经之所过,病之所治"的原则选取相应的经络及穴位,刺络放血以阿是穴为主,也可循经选用患侧耳尖、太阳、印堂点刺放血数滴。带状疱疹虽然表现在皮肤,但是究其原因是由热毒内郁而外发导致。据辨证归经,依证取穴,如风热肝热,取穴肝经及其表里胆经;表卫不固,还可取肺经与大肠经、膀胱经;脾胃湿阻,取穴脾经、胃经;气滞血瘀,可取心、肾经穴及有调气之能的穴位。这样使得针治有的放矢,效果显著。

(三)辨证针刺补泻

高玉瑃重视补泻针刺治疗,认为带状疱疹初期以风热、郁热实证为主,治疗以攻毒为主。脾虚湿蕴型和气滞血瘀型则为虚实夹杂,针刺时宜攻补兼施。临床需依据患者体质及疾病性质来决定补泻,或补中有泻,或泻中有补,或先补后泻,或先泻后补。但总应以祛邪止痛为重,如此才能获得良好而持久的疗效。

对于补泻方法,高玉瑃在提倡使用呼吸补泻法的同时,依据病情选用不同针法、针具,遵从"中病即止"的原则,同样取得了较好的临床疗效。病情初期,邪在浅表,针刺浅入轻出,采用围刺或刺络方法引邪外出,可在表治之,并能减轻疾病和治疗的痛苦;病至血分,循经脏腑,调整气血,内和外达,驱逐病邪;而顽疾久病,当综合全面,鼓舞正气,使正和邪去。

高玉瑃认为补泻方法的应用要依据病情辨证准确,这样才能使补泻手法的应用正确调节全身气机之升降出入,整合脏腑、气血机能,不局限于一经一穴,达到整体调节的作用。

(四)辨证注重内因

高玉瑃在治疗带状疱疹时非常注重对脾胃功能的调节,强调在治疗带状疱疹各期时均要考虑患者的脾胃功能是否异常,选穴组方也时刻不忘顾护脾胃,特别是对迁延不愈和后遗神经痛者更是如此。

高玉瑃认为脾胃是后天之本,是气血生化之源,是神经营养之根,经脉中气血的生成依赖脾胃的正常运转。针灸是通过影响人体经脉中的气血运行来调节脏腑、九窍、四肢、百骸的。如果机体气血不足,那么针灸效果就会受到影响,因此治疗带状疱疹也一定要兼顾脾胃。"正气存内,邪不可干",调理好脾胃就是顾护正气。急性带状疱疹治愈后的巩固期也要注意此问题,对于迁延难愈的和后遗神经痛患者,更首先应当考虑是正气不足,因为久病必然伤及脾胃,脾胃功能失调则导致气血不足,神经失养,而异常疼痛。此时首先应当调节脾胃,再配以理气、活血、解郁的治法,这样既可以使气血有所生,又能够使气血流通无碍。如此则正气可复,神经得养,其病可除。患者急性带状疱疹发作时,当迅速祛邪以治标,如高玉瑃主张攻邪之时应采用"重手法久留针",比如在治疗剧烈疼痛时,重泻合谷久留针,使疼痛迅速缓解;一旦症状缓解,则当以整体调节缓治其本,取相应的经络腧穴进行调治,此时针法轻灵且留针时间较短,充分体现了标本、缓急、虚实、轻重之不同。因此,从"脾胃为后天之本"的角度来看,也可以理解为调脾胃即是"治本"的重要手段。

(五)全面辨证调养

年老体弱虚证的患者须注重调养,可施治机体强壮穴,提高免疫力。同时在治疗过程中饮食上也要特别注意,不要吃生姜、辣椒、羊肉、牛肉及煎炸食物等辛辣温热之品,食后易助火生热。中医学认为,本病为湿热火毒蕴结肌肤所生,饮食宜清淡适中,温饱节制,防湿毒内生,给以易消化的饮食和充足的水分即可。情绪平和,注意休息,从而安神定志,全面调养,精神乃治。高玉瑃认为,针灸施治同样注重辨证论治、整体观念等中医学理论,尤其对于老年患者、慢性久病患者,在施以针灸的同时,更要调护全身机能,维护正气,健康体魄。

五、典型验案

验案 1

于某,女,50岁,2013年5月11日初诊。主诉:发热、右腰腹部水疱伴疼痛1天。患者发热,体温38.2℃,右腰腹起带状成簇水疱,疼痛较剧,头汗出,欲呕,咽不干微痛,胃纳减,二便可,舌淡红偏暗,苔白腻,脉浮细。既往有糖尿病、高血压病史,一直服用降糖、降压药物,控制尚可。西医诊断:带状疱疹。中医诊断:缠腰火丹。证候类型:脾虚湿蕴兼太阳表证。治则:健脾祛湿。

针刺处方:阿是穴、龙头、龙尾、肺俞、合谷、足三里、阴陵泉。

针刺操作:用三棱针在阿是穴或龙头、龙尾点刺放血,当即用玻璃火罐采用闪火法将其置于皮疹处,隔日1次,连续治疗3～5次。并取穴肺俞、合谷、足三里、阴陵泉,双侧取穴,每日1次。二诊时自述夜热退。治疗5次后疱疹干,治疗10次后痊愈,随访未留后遗神经痛。

按:本例患者辨证属脾虚湿蕴兼太阳表证,有表证宜先解表,刺络拔罐放血以祛除表邪,配以肺俞、合谷,同时选用阴陵泉、足三里健脾利湿。高玉瑃认为表邪宜散,表寒证可选用围刺防邪入里,表热证可刺络放血引邪外出,并辅以脾经、胃经穴改善机体功能,调和气血,鼓舞正气,保护神经,治愈疾病并不留后遗症状。表证治疗3~5次即可,以防伤及正气。而调理胃肠后天之本为其根本,足三里多施用补法,鼓舞正气,源源不断,以达到控制后遗神经疼痛等问题。从中可以看到,高玉瑃辨证准确,选穴精准,穴位虽不多,但疗效并不低。

验案2

王某,男,48岁,2014年3月22日初诊。患者5天前右臀至大腿外侧出现大片带状成簇水疱,疱壁紧张,灼热刺痛。外院以西药抗病毒、止痛等治疗,无明显改善。患者口苦咽干,烦躁易怒,大便干,小便黄,舌质红,舌苔薄黄,脉弦滑数。西医诊断:带状疱疹。中医诊断:缠腰火丹。证候类型:肝经郁热。

针刺处方:风池、合谷、太冲、足三里、阴陵泉、三阴交。

针刺操作:双侧取穴,5分钟行针一次,留针40分钟。针刺1次后患者的灼热症状即有减轻,次日复诊,连续针刺5次后疼痛未再发作,治疗10次疱疹变为暗红,或有疤痕,病情缓解。

按:本例患者性情急躁,证属肝经内热,郁久循经发于外表皮肤,病变区域范围较大,肝经区域受累严重,故针刺直取肝胆经穴,疏散肝胆热邪,并滋补肝肾之阴,潜阳下行入阴,给邪热以出路,病情得愈。高玉瑃强调,见肝胆之火当注意肝肾之阴,防子盗母气。肝胆之火易暗耗肝肾阴精,复因带状疱疹发病时有水疱渗液,消耗机体津液,易致病情加重。本患者病变区域较为偏大,体液匮乏,出现大便干、舌红等阴虚火旺之征。在以合谷、风池、太冲泻肝热之时,适度维护肝肾机体津液,给予三阴交、阴陵泉补固肾精,柔养肝体,疏肝滋肾,辅以足三里调中和气,大局既有定数,疗效明显。

验案 3

李某,女,49 岁,2014 年 8 月 11 日初诊。患者 40 天前左腰腹部出现红斑疹、水疱,疼痛不显,外院诊断为带状疱疹,经中西药治疗后皮疹消退。但 20 天前原皮疹处出现疼痛,并逐渐加重,外院给予止痛、营养神经等西药治疗未效,现疼痛更甚。该患者平素易疲劳、怕冷,汗出,形体偏胖,胃纳欠佳,二便尚可,舌淡红,苔薄润,脉沉细。西医诊断:带状疱疹。中医诊断:缠腰火丹。证候类型:脾虚湿困,气血不足。治则:益气养血,健脾祛湿。

针刺处方:内关、足三里、血海、支沟。

针刺操作:双侧取穴,施用补法,留针 40 分钟。针刺 1 次后患者疼痛症状减缓,连续针刺 1 周后疼痛明显减轻,经过 2 周的治疗疼痛未再发作。

按:该患者为女性,平素体弱,本次发病虚证证候明显,倦怠、乏力、纳差、面色㿠白,复加体胖。脾虚证候确立,气血亏虚,治疗当予补法为要,补脾养心,益气止痛,收效良好。脾经、心经选穴,益气养血,安心止痛。由于后遗神经痛是由于气血濡养经脉及神经不足复致疼痛,甚者痛之难眠,故以调和心脾两经,补益脾胃后天之本,养护正气,直达病所。复加支沟理气止痛,急则治标,取得了很好的疗效。高玉瑃临床时多用支沟一穴缓解急性疼痛,无论寒热虚实,多有奇效,体现急则治其标的理念。

验案 4

马某,女,45 岁,2014 年 12 月 2 日初诊。患者右下肢起水疱疼痛半个月,之前就诊于外院,给予板蓝根、薏苡仁等清热利湿中药及西药抗病毒、止痛等治疗,水疱已结痂,但疼痛未缓解。患者平素怕冷甚,手足冰冷,无汗,精神可,服前药后食纳转差,二便可,舌淡暗,苔薄,脉沉细微,需重按始得。西医诊断:带状疱疹。中医诊断:缠腰火丹。证候类型:寒凝气滞,血瘀脉络。治则:温经散寒通络。

针刺处方:阿是穴、合谷、阳陵泉、足三里。

先予阿是穴温针灸,再针刺双侧合谷、阳陵泉、足三里,平补平泄,留针40分钟。每日1次,10次治愈,随访未再发生疼痛。

按:患者平素体胖而弱,怕冷,汗出,疲劳,舌润,脉沉细,一派阳虚阴盛之象;且初病时不痛,20日后疼痛再显,正是阳气匮乏,鼓动无力,不能尽驱余邪。故于方中足三里、阳陵泉、合谷健脾胃,补肝肾,助血脉,散其邪;配合以局部阿是穴温针灸,一鼓作气,祛邪外出,畅通经脉,而病证得愈。高玉瑃认为,针与灸的结合,不仅增加治疗方法,而且能有序有节,护正气,驱病邪,祛邪不伤正,恰到好处。

验案 5

吴某,女,54岁,2012年7月10日初诊。该患者带状疱疹后遗神经痛已1年半,先后于多家医院求治,无明显改善。现左胸胁、左肩背部疼痛,左上肢疼痛、麻木不适,口不干,纳可,夜寐尚可,舌稍红,苔薄,脉沉细。西医诊断:带状疱疹。中医诊断:缠腰火丹。证候类型:气虚血瘀。治则:益气养血通络。

针刺处方:病变附近的华佗夹脊穴、合谷、阳陵泉、足三里、阴陵泉。

针刺操作:双侧取穴,均用泻法,留针40分钟。首诊后疼痛局部减轻,二诊时疼痛、麻木症状均有缓解,连续治疗半月后基本未再发作。

按：华佗夹脊穴可调和阴阳表里，改善神经、经络的营养，舒筋止痛。此组方为发表和里兼施之剂，足三里、阴陵泉有补脾胃、疏理少阳气机的作用，故见情志不舒，胸胁背间疼痛，或胀，或走窜，多可选用。此外，夹脊穴是局部皮损、疼痛部位累及的相应神经节病邪所在之处，针刺华佗夹脊穴可畅通内外神经通路，通则不痛，病证得愈。高玉瑃认为，治病标本缓急，有序有秩，但亦有同时并举，治愈顽疾之效。

六、总结体会

带状疱疹常发于年老体弱的患者，或适逢过度劳累、感冒体虚，或常服他药抑制免疫力之时。邪气总由虚处而入，故《黄帝内经》云："正气存内，邪不可干；邪之所凑，其气必虚。"此其一也。其二，人之体有老少强弱之分，其少而强者，虽一时之虚而感邪，而体本不虚，邪从实化、热化，应以祛邪为主；若老而弱者，机体不能奋起抗邪，若一味清泻，必戕伐正气，助纣为虐。

从古至今很多医家都探索和总结了治疗带状疱疹的方法和经验，如火针疗法、至阳穴埋元利针法、浮针疗法，针刀治疗，还可根据病情选用热敏灸、穴位注射等，这其中不乏疗效确切、操作安全的治疗方法，很值得我们探索和挖掘。

高玉瑃亦善治带状疱疹，认为尽管带状疱疹有虚有实，但从临床观察上看，此病实证、热证者虽多，而虚证、寒证者殊非少见，但治法都应以祛邪止痛为要，在疹刚出时就介入针灸治疗效果最好。早期宜清肝利湿，解毒止痛。待水疱干痂后，恐其余毒未尽，气滞血瘀，治疗宜扶正祛邪，化瘀止痛，透邪外出。

在辨证方面应以经络辨证为主，尤其注重对足三阳经及肝经、肾经的调节,并结合患病原因,病因、病邪辨证,及病程日久,顽症气血津液耗损的辨证,综合全面,调制有节。选穴组方时重视对后天脾胃的功能的培固,结合不同针法、针具,并结合灸法的应用,调养身心,顾正祛邪,疗效不凡。高玉瑃对带状疱疹的针灸治疗经验只是我们总结"燕赵高氏针灸学术流派"中众多的临床治疗经验之一,全面学习高玉瑃经验,仍应深入研究高玉瑃的全部针灸学术思想体系。

参 考 文 献

[1] 高树中,杨骏.针灸治疗学[M].北京:中国中医药出版社,2012.

[2] 高鹏翔.中医学[M].北京:人民卫生出版社,2014.

[3] 刘力.点刺拔罐加中药治疗带状疱疹的疗效观察[J].中国中西医,2003,25(3):209.

[4] 孙华.针灸治疗带状疱疹[J].针灸临床杂志,2008,24(2):35-36.

第八节 痹 病

"痹病"一词源于我国最早的中医典籍《黄帝内经》。痹,即痹阻不通。痹病是指人体机表、经络因感受风、寒、湿、热等引起的以肢体关节及肌肉酸痛、麻木、重着、屈伸不利,甚或关节肿大灼热等为主症的一类病证。其主要病机是气血痹阻不通,筋脉关节失于濡养所致,临床上有反复发作性的特点。

古代痹病的概念比较广泛,包括内脏痹和肢体痹,本节主要讨论肢体的痹病。高玉瑃对项痹和腰痹有着丰富的临床经验,故对此详加介绍。

一、项痹

项痹可归为现代医学的颈椎病，是由于颈椎的退行性病变刺激和压迫周围的血管、神经等引起肩臂痛、眩晕、瘫痪、颈部活动困难等一系列的综合征，系神经根性颈椎病、颈椎间盘脱出症、增生性颈椎骨关节病的总称。在临床实践中，该病病程长，复发率高，且治疗效果不理想，严重影响着人们的工作和生活。

（一）病因病机

中医学认为本病与外感风、寒、湿、热之邪和人体正气不足有关。风、寒、湿等邪气在人体卫气虚弱时容易侵入人体而致病，汗出当风、坐卧湿地、涉水冒雨等均可使风、寒、湿等邪气侵入机体经络，留于关节，导致经脉气血闭阻不通，不通则痛，正如《素问·痹论》所说："风寒湿三气杂至，合而为痹。"总之，风、寒、湿、热之邪侵入机体，痹阻关节肌肉筋络，导致气血闭阻不通，筋脉关节失于濡养产生本病。颈椎、腰椎等脊柱退行性病变从中医角度分析是属于痹病，与外感风、寒、湿、热之邪和人体正气不足有关。

1. **正虚** 正虚即正气不足。所谓"正气"是指人体的抗病、防御、调节、康复能力，这些能力又无不以人的精、气、血、津、液等物质及脏腑、经络之功能为基础。因此，正气不足，就是人体精、气、血、津、液等物质不足及脏腑组织等功能低下、失调的概括。引起正虚的原因有下述三个方面。

（1）先天禀赋不足。

（2）劳役过度。首先，劳力过度会导致正虚，进而可致痹病。其次，劳神过度及房劳过度同样有损正气而致痹病。其三，运动不足、过逸，或生活方式不良，同样有所贻害。若长期不运动、不锻炼,或异常姿势、不良生活方式容易使脾胃功能减弱,气血运行迟缓导致痹病。

(3)大病、久病,或产后正虚也是引发痹病的因素之一。另外,饮食失调、外伤亦可以引起正虚。上述诸多因素又往往相互影响,一虚俱虚,不可决然分开。

2. 邪侵

(1)季节气候异常:指季节气候发生异常变化,如"六气"发生太过或者不及,或者非其时而有其气,或气候变化过于急剧,暴寒暴暖,超越了人体的适应和调节能力,此时"六气"即成"六淫"而致病。临床上,患者往往遇寒冷、潮湿的气候而发病,且往往因气候变化而加重或者缓解。

(2)居外环境欠佳:居住在高寒、潮湿地区,或长期在高温、水中、潮湿、寒冷、野外的环境中生活工作而易患痹病。

(3)起居调摄不慎:日常生活不注意防护,如睡眠时不着被褥、夜间单衣外出、病后及劳后居处檐下、汗出入水中、电风扇空调下、冒雨涉水等。

高玉瑃认为痹病的病因病机为感受风、寒、湿、热之邪,但总以肌肉酸痛、麻木、重着、屈伸不利为主要表现。

(二)辨证分型

1. 风寒湿型 颈、肩、上肢串通麻木,以痛为主,头有沉重感,颈部僵硬,活动不利,畏风寒,舌淡红,苔淡白,脉弦紧。

2. 气滞血瘀型 颈肩部及上肢刺痛,痛处固定,伴有肢体麻木,舌质暗,脉弦。

3. 痰湿阻络型 头晕目眩,头痛如裹,四肢麻木不仁,舌暗红,苔厚腻,脉弦滑。

4. 肝肾不足型 眩晕头痛,耳鸣耳聋,失眠多梦,肢体麻木,面红目赤,舌红少津,脉弦。

5. 气血亏虚型 头痛目眩,面色苍白,心悸气短,四肢麻木,倦怠乏力,舌淡苔少,脉细弱。

(三)针灸治疗

项痹是因邪气闭阻经络,气血不畅,导致不通则痛,引起的以颈项部强硬疼痛,上肢疼痛、重着、麻木等为主要表现的疾病。临床治疗当通痹止痛。针灸治疗原则以病痛局部穴为主,结合循经及辨证选穴。

取穴:颈夹脊穴、大椎、大杼、后溪、肩髃、肩髎、中脘、足三里、绝骨、阳陵、劳宫、人中、风池、曲池、外关、合谷、阿是穴等。

操作方法:根据病证选取穴位,用毫针刺入穴位得气后,留针30分钟,每日1次。

在针刺手法上,高玉瑃认为一般毫针用泻法或平补平泻法。寒痹、湿痹可加灸法。大椎、曲池可点刺出血。局部穴位可加拔罐法或刺络拔罐法,用皮肤针重叩背脊两侧和关节病痛部位,使出血少许,加拔火罐。

(四)治疗特色

高玉瑃切中项痹气血不足,风、寒、湿三邪侵袭的病机,针对筋急、疼痛、眩晕等症状,从气、血、筋、骨、髓入手,形成穴简效佳的治疗特色。其特色多体现在以下四个方面。

1. 大椎、后溪,调和督脉,扶正祛邪 高玉瑃在治疗项痹时,依据督脉与项痹的内在联系,选取大椎、后溪等为主穴,调理督脉。督脉为"阳脉之海",总督一身阳气之盛衰。而关于阳气,《素问·生气通天论》有言:"阳气者,精则养神,柔则养筋。"若督脉为病,或阳气失调,或阳气衰弱。若阳气失调,则气血逆乱,脊柱、四肢脉络不通,不通则痛,发为痹病;阳气衰弱,则骨弱而髓枯,四肢、脊柱筋脉肌肉不荣,不荣则痛,亦发为痹病。大椎穴是手足三阳经与督脉的交会穴,位于颈椎的末端,是督脉阳气入项的必经之路,因此针刺大椎穴能振奋督脉阳气,使阳气上达清窍,蠲痹止痛,治疗头颈疼痛、眩晕等。后溪为八脉交会穴,通于督脉,针之可加强通调督脉的作用。由于小肠经"循颈上颊",而后溪穴为手太阳小肠经的输穴,取"输主体重节痛"之意,予以针刺调畅气机,通经止痛。因此大椎、后溪上下配穴,可使阳气贯通全身,蠲除痹痛、麻木等症状。临床治疗时,高玉瑃常先针刺后溪,施以捻转补泻手法,以通调督脉,使气机畅达;再针刺大椎,施以补法以振奋阳气,与后溪相伍,实现阳气通达、祛散寒邪、荣养筋骨的目的。

2. 中脘、三里,调和脾胃,祛浊理筋 项痹常见上肢、手指酸痛麻木与肩臂不能上举等症状,多数医家按照循经取穴原则,选用颈夹脊、风池、天柱、曲池、外关、合谷、阿是穴等进行治疗。高玉瑃对于这一症状有其独特的见解。长期劳累或伏案工作者是项痹的高发人群,而"竭力劳作则伤中",即长期的劳累会耗伤中焦之气,气虚则无力鼓动血在脉中运行,血行不畅则成瘀;中焦受损,以致脾胃虚弱,不能运化水湿,则内生痰饮。因此高玉瑃针刺足三里以调和脾胃,温补元气,改善中焦气血,调畅气机,消除瘀滞,进而改善"臂痛不能举"的症状。配以胃之募穴中脘,以利中焦气机,补中气。中气足则脾胃和,脾胃和则痰饮得化,血脉得通,气机调畅,改善由于痰瘀互结所引起酸痛麻木、臂痛不能举等。同时脾胃为后天之本,脾胃强则气血旺,气血旺则"正气存内,邪不可干",通过调理后天之本改善体质,达到治疗项痹的效果。高玉瑃特别强调针刺中脘、足三里时应施以泻法,达到以泻为补的目的,因胃为六腑之一,"传化物而不藏,故实而不能满"。此外,配以肩髃、肩髎、曲池等穴,以通上肢气血,起到调理经筋的作用。高玉瑃针对项痹出现的上肢、手指酸痛麻木与肩臂不能上举的症状,认为是脾胃失和、湿浊内蕴所致,而湿邪重浊黏腻,因此基于脏腑辨证的思维模式,在"经脉所过,主治所及"的基础上,注重中脘、足三里调和脾胃、祛浊理筋的作用,实现通经脉、调关节、理筋骨与强脾胃、健运化、祛湿邪的治疗目标。此外健运脾胃以固本,预防外邪的再次侵袭导致项痹的缠绵不愈、反复发作,也可以说是治病求本之意。

3. **绝骨、阳陵泉,调补肝肾,壮骨柔筋** 研究发现,项痹是一种中老年的常见病,其高发年龄为 40~50 岁,究其原因,无非是随着年龄增长,肾精衰减,而男子"五八"、女子"六七"正处于"肾气衰"而"督脉衰损"之时,精不荣筋,最终导致颈椎病的发生。而肝脏乃罢极之本,主四肢筋骨,《鸡峰普济方》记载"肝主颈项与臂膊",同时肝肾同源,肾虚则肝病,肝病则筋骨不利,以致项疾。高玉瑃还认为"痹在于骨则重",髓不足则眩晕,这与项痹颈项僵痛重着、眩晕的症状一致的,而肾虚则骨病髓虚,肝病则筋弱,因此高玉瑃在治疗项痹时除调和督脉外,还兼用绝骨、阳陵泉、大杼等来补益肝肾、健骨强筋、填精益髓。绝骨、阳陵泉为足少阳胆经腧穴,其循行"下耳后,循颈",故针刺绝骨、阳陵泉可改善颈项气血,缓解症状;肝胆互为表里,针刺此二穴能起到调和肝胆的目的,从而调补筋骨,以利颈项肩膊。大杼为足太阳膀胱经穴,而膀胱经"从巅入络脑,还出别下项,循肩膊内",针刺此穴可调理脑、项、肩膊等气血而改善项痹病状;同时膀胱与肾相表里,调膀胱可补益肾脏,肾能藏精生髓且主骨,故此穴能生髓填精、强骨除痹,又因督脉属肾,因此可起到辅助调和督脉的作用;除此之外,膀胱经为一身之藩篱,调补膀胱经大杼穴可增强卫气的卫外功能,使风、寒、湿邪得除而病愈。高玉瑃师在60余年的临床实践中,认为大杼、阳陵泉、绝骨三穴在治疗项痹方面有其独特的功效。大杼为八会穴之骨会,能壮骨健骨。从大杼穴释义上来说,大杼穴意为膀胱经水湿之气在此吸热快速上行,能调控水湿的上行,故感受湿邪时应取大杼。大杼为膀胱经穴,又是手足太阳、少阳经的交会穴,取之能宣通太阳、少阳经气,起到清热散风、强筋壮骨的作用。阳陵泉为筋气聚会之所,具有舒筋壮筋的功效,《灵枢》有云"筋急,阳陵泉主之",因此项痹之筋急正是阳陵泉的对症治疗。髓会、绝骨有填精益髓之功,而项痹引起的耳鸣、眩晕等症状与"髓海不足"密切相关。总之,通过针刺大椎、后溪调节督脉、扶正祛邪,基于骨会、筋会、髓会的穴位特性以调补肝肾、补益骨髓、通髓达脑,从而改善眩晕不适的症状。

4. 劳宫、人中,通络解痉,缓急止痛　此处所言"劳宫"为"外劳宫"。自古以来,外劳宫作为治疗落枕的要穴受到历代医家的推崇,但很少有医家将其应用于颈椎病的治疗。高玉瑃认为外劳宫为落枕效穴,针刺外劳宫能调和颈部气血,缓解颈部的不适症状。《针灸孔穴及其疗法便览》载外劳宫"主治掌指麻痹",即外劳宫可治疗手部麻痹,这完全符合项痹肩臂及手掌麻木的症状。从生物全息论来说,外劳宫穴在第二、三掌骨间的顶端,相当于生物全息论里的头颈部,故针刺落枕穴可通络止痛,缓解头颈部疼痛的症状,这也为外劳宫治疗项痹提供了临床和理论依据。高玉瑃基于上述认识,认为外劳宫能通络解痉、疏风定痛,用于项痹疗效甚佳,尤其对于痹痛和颈性眩晕的急性发作效如桴鼓。人中穴为督脉经穴,督脉上行入脑,针刺人中穴可调神止痛。高玉瑃以人中调督止痛作为治疗痹病疼痛时的要穴,与外劳宫相伍,共奏通络解痉、缓急止痛的功效。对于项痹中痹痛和眩晕较重的患者,高玉瑃往往先针刺人中、外劳宫,进针得气后,施以捻转手法,并嘱患者缓缓活动头颈,逐渐加大活动的幅度,当疼痛、眩晕缓解后,再针刺其他穴位。高玉瑃强调:项痹急性期疼痛、眩晕等严重,遵循"急则治其标"的原则,先针刺人中、外劳宫以缓解症状,再根据辨证论治的原则选取相应穴位给予治疗。

(五)典型验案

验案1

杨某,男,45岁,2015年5月初诊。主诉:颈项疼痛,伴左上肢麻痛3个月。患者于3个月前因劳累出现左上肢麻痛,CT检查示颈椎第3、4、5椎体骨质增生与生理曲度消失,曾做封闭、针刀、推拿等治疗,疗效不佳,医院建议手术治疗。患者因惧怕手术而寻求中医诊疗,遂来我院就诊。现患者肩臂痛麻,畏寒肢冷,上肢活动受限,影响睡眠,饮食减少,心烦意乱,舌质暗红,苔腻,脉弦紧。西医诊断:颈椎病。中医诊断:项痹。证候类型:痰湿阻络证。治则:祛痰活络止痛。

针刺操作:上午8时许,首针人中、右外劳宫,侧卧针中脘,及右侧后溪、大椎、大杼、肩髃、肩髎、曲池、足三里、阳陵泉、绝骨,运用捻转补泻与提插补泻。留针30分钟,中间运针1次。隔日复诊,患者夜间已能睡眠,骑车时手扶车把的时间能延长许多,脉舌如前,针刺取穴手法同上。经治2个疗程的治疗,患者症状消失,可正常生活与工作。

按:本病例为项痹,属痰湿阻络证,兼有寒象。治疗中先取人中、外劳宫疏通经络、缓急止痛,以求"治其标";后溪、大椎调和督脉、激发阳气,以固表;中脘、足三里补益脾胃以固本,运化痰湿以通络;大杼、阳陵泉、绝骨补益肝肾,以利筋骨;肩髃、肩髎、曲池改善局部气血,以通络理筋。诸穴共有,切中病机,疗效甚佳。

验案 2

张某,女,29 岁,2015 年 11 月 10 日初诊。主诉:头痛、头晕伴肩颈疼痛及左上肢麻木 1 周。患者自诉于 1 周前无明显诱因出现头痛,头晕伴左上肢麻木,当时未能引起重视,故未行任何检查及治疗,后因症状逐渐加重,并出现口唇及舌头麻木,测血压正常。查体:脊柱外观正常,无明显侧弯及后凸畸形;颈椎棘突无明显压痛;臂丛神经牵拉试验左侧为阳性,右侧为阴性,余肢活动自如。X 线片示:颈椎骨质未见明显异常。西医诊断:颈椎病。中医诊断:项痹。证候类型:气血亏虚。治则:养血调经通络。

针刺处方:颈夹脊穴、大椎、大杼、中脘、足三里、风池、曲池、外关、合谷。

针刺操作:运用捻转补泻与提插补泻。留针 30 分钟,中间运针 1 次。治疗 2 次后,患者症状减轻。继续针刺 2 个疗程,取穴手法同上,腧穴略有加减,症状消失,恢复正常。

按:患者长期劳累或伏案工作,劳损伤及正气,头颈失养,易出现上肢、手指酸痛麻木和肩臂不能上举的症状。针对上述症状,高玉瑃将其病因归结为劳损正气,运化失司,脾胃失和,内生痰瘀,再加外感湿邪,困阻经络,不得以荣。据《灵枢》记载"著痹不去,久寒不已,卒取其三里骨为干",针三里和中调气,扶正祛邪。并嘱患者避风寒,调情志,避免长时间伏案工作,适当颈部功能锻炼。

验案 3

王某,女,53 岁,2014 年 6 月 14 日初诊。主诉:头昏、头痛伴颈部僵硬不适 2 年,加重 1 周。患者 2 年前无明显诱因出现头昏、头痛,痛处固定,伴颈部僵硬不适。曾就诊于某医院,做颈椎 X 线检查后,诊断为颈椎病,具体治疗不详,经治疗未见明显好转。现头昏、头痛,颈部僵硬不适,疼痛固定,恶心欲吐,时有心慌、胸闷,纳食不香,夜寐不安,二便调,舌紫暗,脉弦涩。查体:颈强,颈 1 椎体棘突有压痛,椎间孔挤压试验(+)。颈椎正侧位片示:颈椎骨质增生。西医诊断:颈椎病(混合型)。中医诊断:项痹。证候类型:气滞血瘀。治则:行气活血通络。

针刺处方:大椎、后溪、风池、颈 1~3 夹脊穴、膈俞、太阳、翳风、率谷、中脘、三里、绝骨、阳陵、劳宫、人中。

针刺操作:每日 1 次,留针 30 分钟,中等量刺激,泻法。治疗 1 周后,患者症状明显减轻。

按:患者年过五旬,发病无明显诱因,说明系积劳成疾。因长期慢性劳损,而致颈部经络气血阻滞不通,故见颈部僵硬不适;经络气血阻滞不通,无以上荣于头面,故见头昏、头痛;疼痛固定、夜寐不安、舌紫暗、脉弦涩为瘀血内停之象,《血证论》载"血积既久,亦能化为痰水",而"痰涎积于经髓则络中之血必滞",两种致病因素相互影响,日久痰瘀互结,痹阻血脉,阻遏气机,"若气滞血瘀,经络不行,臂痛不能举",故本例中医辨为气滞血瘀之颈椎病。治疗以行气活血之法。取大椎及颈 1~3 夹脊穴、太阳、人中、劳宫以振奋阳气,并疏通局部经络及经筋之气血,通经止痛;而中脘、三里、膈俞调和脾胃;翳风、风池疏风通络,通脑开窍;绝骨、阳陵、后溪、率谷调经止痛。诸穴共奏通阳和胃、活血止痛之功。

二、腰痹

腰痹,即腰痛,又称"腰脊痛",是因肝肾亏虚,筋骨失于濡养,兼有感受寒湿等外邪侵袭、扭闪挫伤或慢性劳损等外因,从而导致经络痹阻,出现腰腿疼痛、麻木、无力等症状的一类疾病。

(一)病因病机

传统认为:外感寒湿、屏气闪挫、跌仆外伤导致腰府经气郁而不行,血络瘀而不畅,以致肌肉筋脉拘急,或先天禀赋不足,劳累太过,久病体虚,年老体衰,房事不节,肾精亏损,失于濡养,均可使腰部气机壅滞,血络瘀阻而生腰痛。《素问·脉要精微论》指出:"腰者,肾之府,转摇不能,肾将惫矣。"说明了肾虚腰痛的特点。《诸病源候论》在病因学上充实了"坠堕伤腰""劳损于肾"等病因。《丹溪心法·腰痛》也指出腰痛的病因有"湿热、肾虚、瘀血、挫闪、痰积",并强调肾虚的重要作用。

(二)辨证分型

1. **血瘀气滞**　近期腰部有外伤史,腰腿痛剧烈,痛有定处,刺痛,腰部僵硬,俯仰活动艰难,痛处拒按,舌质暗紫,或有瘀斑,舌苔薄白或薄黄,脉沉涩或脉弦。

2. **寒湿痹阻**　腰腿部冷痛重着,转侧不利,痛有定处,虽静卧亦不减或反而加重,日轻夜重,遇寒痛增,得热则减,舌质淡,舌体胖,苔白腻,脉弦紧、弦缓或沉紧。

3. **湿热痹阻**　腰腿痛,痛处伴有热感,或见肢节红肿,口渴不欲饮,苔黄腻,脉濡数或滑数。

4. **肝肾亏虚**　腰腿痛缠绵日久,反复发作,乏力、不耐劳,劳则加重,卧则减轻。包括肝肾阴虚及肝肾阳虚证。阴虚证可见心烦失眠、口苦咽干、舌红少津、脉弦细而数；阳虚证可见四肢不温、形寒畏冷、筋脉拘挛、舌质淡、舌体胖、脉沉细无力等。

5. 气虚血瘀 腰部外伤日久或平素劳累,腰背疼痛无力,不能久立久行,下肢疼痛麻木,乏力,舌淡暗,脉弦细弱。

(三)针灸治疗

高玉瑃教授对腰痹治疗谨守病机,分急缓论治。以"腰为肾之府,作强寻肾主"之论,把握腰腹肾经取穴、辅以四肢特定穴,取得了良好的止痛及临床疗效。

针刺治疗以行气活血、补肾温经、通络止痛为原则,选取的穴位有夹脊穴、肾俞、腰俞、大肠俞、环跳、委中、阳陵泉、承山、悬钟、昆仑、太溪、申脉、膈俞、三阴交、腰阳关、大杼。双侧取穴,平补平泻,以患者舒适为度,留针30分钟,每日1次,7~10次为一疗程。

(四)治疗特色

1. 急则止痛 急性腰背疼痛,常因用力不当而造成气血瘀滞。如选调补气机,通畅血行,使正气充盈,经脉通调,疼痛可即刻缓解。多以委中、承山、大肠俞为主穴,必要时也可选用人中、膈俞、后溪等穴位,调畅全身整体气机,恢复元气,缓解局部疼痛。

2. 缓则补肾 慢性腰痛多以肾虚为发病之本,如《证治汇补》所言:"初痛宜疏邪滞,理经隧；久痛宜补真元,益血气。"可以用针灸补肾俞、命门、太溪、复溜等穴。高玉瑃认为慢性腰痛或急性疼痛病情缓解后,不能"中病即止",而应着重补肾壮腰,方可巩固治疗效果。

3. 重视督脉,近取夹脊 根据腰痹疾患多由脊椎退行性病变所致,而督脉行于脊里,为"阳经之海",故刺激督脉经穴和邻近的华佗夹脊穴能振奋督脉和下肢各经脉的功能,改善局部气血运行,从而达到正本清源的治疗目的。督脉穴可取病椎附近的穴位,亦可取远离患部的穴位,如人中等;夹脊穴则一般取邻近患部的穴位。局部压痛点亦可酌情选用。

4. **通畅经络,锻炼有序** 腰痛常有局部肌肉、韧带纤维的痉挛,肌腱、关节的错位。针灸刺激的同时嘱患者旋转下腰并逐渐加大旋转范围,往往能取得立竿见影的效果。这种针刺和运动锻炼相结合的方法,通过经络的信息传导,可使患部在运动中解除痉挛、消除错位,甚至使突出的部分髓核还纳。必要时可结合灸、罐及放血疗法等多法配合取得并维持治疗效果。

(五)典型验案

验案1

于某,男,46岁,2012年4月6日初诊。主诉:右侧腰腿痛1周余。患者自诉1周前因弯腰搬重物后出现腰骶处疼痛,活动后出现加重,休息后略有好转,痛处固定拒按,舌质红,苔薄白,脉弦。既往无腰部外伤史,长期从事体力劳动。腰部CT示:L3～S1椎间盘膨出,并L4/5突出,腰椎退行性病变。西医诊断:腰椎间盘突出症并坐骨神经痛。中医诊断:腰痹。证候类型:气滞血瘀。治则:活血祛瘀,通经活络。

针刺处方:大肠俞、腰阳关、膈俞、委中、阳陵泉、承山、悬钟。

针刺操作:手法以泻为主,留针30分钟,治疗3天后症状减轻,治疗2个疗程后临床症状痊愈。

按:患者无腰部外伤史,长期从事体力劳动,既往体健,病程短,痛处固定拒按,舌质红,苔薄白,脉弦,为气滞血瘀之征象。本病位在腰椎,病性属实证,故施以泻法,行气通经活络止痛,疗效显著。

验案 2

李某,女,38 岁,2015 年 1 月 6 日初诊。主诉:右侧腰痛 1 年,加重 3 天。患者于 1 年前无明显诱因出现右侧腰痛,久坐或久站后加重,改变体位或可缓解,于弯腰俯身或转身时腰痛加重,直立位略缓解。患者腰痛时轻时重,劳累后加重,休息后减轻,未诊治,3 天前疼痛加重。舌质淡红,苔薄白,脉涩。腰椎 CT 示:L4/5 腰椎间盘膨出。西医诊断:腰椎间盘突出症。中医诊断:腰痹。证候类型:气滞血瘀。治则:活血化瘀,通络止痛。

针刺处方:腰俞、命门、肾俞(双)、足三里(双)、环跳(右)、委中(双)、承山(双)、太溪(双)。

针刺操作:平补平泻,留针 30 分钟,每日 1 次。

按:患者为中年女性,劳作日久,筋脉不固,血溢脉外,形成瘀血,瘀血阻滞,不通则痛,故见腰腿痛。舌淡、苔薄白、脉涩为气滞血瘀之象。肌肉、筋脉的麻木、疼痛且与天气变化密切相关,故诊断为痹病。施补肾俞、命门养气血,补真元,为治本之法。

三、总结体会

痹病是当今社会的常见病、多发病。据文献报道,一般人群中有 1/2 至 3/4 曾出现脊柱僵硬不适或疼痛等症状,而针刺、中药治疗效果较佳。针灸治疗痹病疗效显著,急性发作时,可采用远道取穴,施以泻法,急则止痛。在缓解期时,或年老体弱者,行针取穴又多注重补益气血,添精养元,强固腰府。

例如高玉瑃认为项痹是因邪气闭阻经络,气血不畅,导致不通则痛而引起的以颈项部强硬疼痛,上肢疼痛、重着、麻木等为主要表现的疾病。高玉瑃认为其病因为阳气不足或气机不畅,又因寒邪侵袭,内外结合致使阳不能温煦筋骨,气不能荣于肢体。因此治疗项痹时,选取大椎、后溪调和督脉,振奋阳气,调畅气机而改善项痹疼痛、麻木等症状。针刺大椎统摄诸阳,除了能通达于内温通经脉,温煦脏腑,还能循达于体表卫外御邪,所以调和督脉不仅能振奋阳气以祛邪,还能强卫气以御邪。总之,高玉瑃在治疗项痹中,对于头项痹痛、肢体麻木的症状,认为阳气不足或气机不畅,寒邪侵袭是其基本病机,因此以大椎、后溪合用,调和督脉,通阳以温煦全身、壮阳以祛寒外出、强卫以抵御外邪,达到蠲除痹病的目的。

高玉瑃治疗痹病,从气、血、筋、骨、髓入手。用大椎、后溪、肾俞、命门调和督脉,以畅其气;用中脘、足三里裨补脾胃,以养其血;用阳陵泉,以柔其筋;用大杼,以壮其骨;用绝骨,以填其髓;痹病急性发作时,先刺人中、膈俞、后溪等消除痹痛。这些构成了高玉瑃治疗痹病的思路:急则治其标,通络舒筋止痹;缓则治其本,壮骨柔筋填髓;调和督脉与裨补脾肾并举,实现调督理、筋蠲痹的治疗目的。

高玉瑃在治疗痹病时还强调"痛有定处,施以巨刺",正如《针灸大成》所云:"巨刺者,刺经脉也。痛在左而右脉病者,则巨刺之。左痛刺右,右痛刺左,刺经脉也。"可见巨刺法在治疗痹痛方面有其特殊疗效。但是高玉瑃在治疗痹病时又不拘泥于巨刺,她倡导分期施治:在痹病治疗早期施以巨刺,通过针刺健侧气血来调动患侧,使患侧气血畅通;治疗中期,针刺患侧,使患病部位气血调和;治疗后期应左右对称施针,以平衡左右之气血,使人体机体恢复正常。总之,穴位组方(经络辨证、脏腑辨证)、下针有序、调畅气机,以及痛有定处、巨刺缪刺,这些共同形成了高玉瑃治疗痹病的核心所在。

参 考 文 献

［1］ 谢兴文,王春晓,李宁.颈椎病发病特征与影响因素的流行病学调查[J].中国中医骨伤科杂志,2012,20(7)：46-47.

［2］ 徐华,马俊明,叶洁,等.鹿灵活络合剂治疗神经根型颈椎病疗效观察[J].辽宁中医杂志,2014,41(10)：2149-2151.

［3］ 梁葵心,伍慧群.四子散热奄包药熨穴位治疗风寒痹阻型项痹的效果观察[J].实用中西医结合临床,2015,15(4)：20-21.

［4］ 李亚洲,顾非,周超,等.曹仁发教授论颈椎病的功法锻炼[J].时珍国医国药,2016,27(4)：980-981.

［5］ 李朋朋,王晔博,刘威萍,等.高玉瑃教授针灸治疗项痹经验总结[J].陕西中医,2016,37(12)：1646-1648.

［6］ 张维斌,杨英昕,董世龙.穴位泥蜡疗对急性颈椎病根性痛的干预作用研究[J].人民军医,2016,59(4)：374-375.

第九节 痛 经

痛经,中医称之为经行腹痛,是指妇女在月经期前后或月经经期中发生周期性小腹疼痛或痛引腰骶,甚至剧痛晕厥的疾病。该病以青年妇女最为多见,常与生殖器官局部病变、精神因素和神经、内分泌因素有关。现代医学一般将本病分为原发性痛经和继发性痛经两大类。原发性痛经又称为功能性痛经,是指生殖系统及周围相关组织无器质性病变而出现痛经。原发性痛经常发生于月经初潮后不久及未婚或未孕的年轻女性,常于婚后或分娩后自行消失。由生殖系统或其他相关组织的器质性病变而引发的痛经则属于继发性痛经。该类型痛经常见于子宫内膜异位症、急慢性盆腔炎、肿瘤、子宫颈狭窄及阻塞等。根据流行病学调查显示,临床中绝大多数痛经属于原发性痛经。

一、病因病机

关于该病的病机,明代名医张景岳在《景岳全书》中提出的"经行腹痛,证有虚实。实者或因寒滞,或因血滞,或因气滞,或因热滞;虚者有因血虚,或因气虚"是非常符合临床实际的。临床中痛经多由情志不调,肝气郁结,血行受阻所致;或经期受寒饮冷,坐卧湿地,冒雨涉水,寒湿之邪客于胞宫,气血运行不畅所成;或由脾胃素虚,大病久病,气血虚弱,及禀赋素虚,肝肾不足,精血亏虚,加之行经之后精血更虚等原因引起胞脉失养所致。

由于历史不同时期、地域、社会和环境差异以及各个流派的沿革不同,导致临床各家对痛经病机的认识各有侧重。有的医家认为月经来潮主要与肾、肝、脾三脏有关,痛经最多见于肝气不舒,治疗当首重疏肝;也有医家认为痛经虽可见虚、实、寒、热各种情况,但虚寒气滞者最为多见,治疗当以理气温阳为主;还有医家根据肾脏与冲脉的密切关系,以肾阳不足、寒气凝滞为痛经的主要病机,主张治疗当以温肾散寒为大法;还有一部分医家根据痛在经期,认为痛经与瘀血关系密切,主张治疗当以活血化瘀为主⋯⋯虽然各家在对痛经的病机认识上各不相同,治疗各有侧重,但均能取得各自的治疗效果。

高玉瑃认为,痛经其病虽然复杂,但得病无外乎外感和内伤两因,所病无非是虚、实两端,所痛总之为不通而痛,不通之处又主要为经脉气血的不通。因此高玉瑃指出治疗痛经首先应当疏通经脉气血以治标止痛,之后还要调节虚实去除病因以治本。以经脉而言,该病首先与冲、任、督三脉有关,这是因为冲、任、督同起于胞中,与该病的发生部位直接相连,但由于"冲为血海""任主胞胎"的特殊情况,因此冲、任二脉较之督脉与该病关系更为密切。而其他经脉虽也多与该病发生部位有直接或间接的关联,但都远不如冲、任二脉与其联系紧密。经脉不通,又分为虚、实两种情况。高玉瑃根据自己多年的临床经验认为,尽管痛经虚、实二证临床中都可以见到,但实证要明显地多于虚证。即使是虚证,往往也夹杂实证的因素,单纯的虚证十分少见。实证痛经的实质是气滞血瘀、经脉受阻所导致的"不通则痛",常见的原因多为外感寒湿、食凉饮冷等导致寒凝胞络,或情志不舒,肝气郁结导致胞络气滞血瘀。虚证痛经的实质是胞络气血亏虚所致的"不荣则痛"。该种不荣多由实证日久迁延不愈,瘀血寒湿阻碍胞络,气血暗耗,进而由实转虚,往往表现为虚中夹实。也有部分患者脾胃素虚,气血不足,或先天肝肾不足,导致胞络失养而致疼痛。

以脏腑而言,该病的发生多与肝、脾、肾三脏功能的失调及胞宫的周期生理变化密切相关。高玉瑃认为尽管肝、脾、肾三脏均与痛经有关,但所致痛经虚实不同。其中脾、肾所致的痛经多为虚证,肝脏所致的痛经多为实证;月经初潮后的少女出现痛经多与肾气不足,冲任不调有关;而身体素虚者的痛经多与脾胃虚损,气血化生不足,不能荣养胞宫有关;中年妇女的痛经多与肝气不舒或肝郁气滞所导致的气滞血瘀,胞络不畅有关。当然此言只是大略,临床中痛经一病看似简单,实则复杂多变,需要仔细审查病因,梳理病机,对证治疗,方能取得良效。

二、辨证分型

按照《中医病证诊断疗效标准》痛经可分为气血瘀滞、寒湿凝滞、肝郁湿热、气血亏虚、肝肾亏虚五种类型。

（1）气血瘀滞：经前或经期小腹胀痛拒按，或伴乳胁胀痛，经行量少不畅，色紫黑有块，块下痛减，舌质紫暗或有瘀点，脉沉弦或涩。

（2）寒湿凝滞：经行小腹冷痛，得热则舒，经量少，色紫暗有块，伴形寒肢冷，小便清长，苔白，脉细或沉紧。

（3）肝郁湿热：经前或经期小腹疼痛，或痛及腰骶，或感腹内灼热，经行量多质稠，色鲜或紫，有小血块，时伴乳胁胀痛，大便干结，小便短赤，平素带下黄稠，舌质红，苔黄腻，脉弦数。

（4）气血亏虚：经期或经后小腹隐痛喜按，经行量少质稀，形寒肢疲，头晕目花，心悸气短，舌质淡，苔薄，脉细弦。

（5）肝肾亏损：经期或经后小腹绵绵作痛，经行量少，色红无块，腰膝酸软，头晕耳鸣，舌淡红，苔薄，脉细弦。

三、针灸治疗

高玉瑃治疗痛经思路明确，重点突出，以任脉腧穴为主，虚、实两证为纲，执简驭繁，加减变化，灵活运用，疗效显著。

（一）实证

治法：行气散寒，通经止痛。以足太阴经及任脉穴为主。

主穴：中极、次髎、三阴交。

配穴：寒凝加归来、地机，尤其适用于行经伴有腹泻的患者；气滞加肝俞、太冲，或合谷配太冲开四关；腹胀加天枢、足三里，或加上巨虚通腹气；胁痛加支沟、光明、阳陵泉；胸闷加膻中、内关；月经有血块，加下脘、大横；血瘀加用血海、阴陵泉、膈俞。

操作：毫针泻法，三阴交需要使用强刺激。经前 7 日开始治疗，寒凝者加灸关元，但临床上注意阴虚内热的患者慎用灸法。

方义：三阴交为足三阴经的交会穴，可通经止痛。中极为任脉穴位，可调冲任之气，散寒行气。次髎位于腰骶部，为治疗痛经的经验穴。

（二）虚证

治法：调补气血，温养冲任。以任脉、足太阴脾经、足阳明胃经穴为主。

主穴：气海、足三里、三阴交。

配穴：气血亏虚加脾俞、胃俞；肝肾不足加肝俞、肾俞；头晕、耳鸣加百会、悬钟；行经期头痛以偏头疼居多，所谓血虚肝旺，可加风池、丘墟、太冲。

操作：毫针补法，可加用灸法。

方义：三阴交为肝、脾、肾三经的交会穴，可健脾养血、调补肝肾，肝肾精血充盈，胞脉得养，则冲、任自调。气海为任脉穴，可暖下焦，温养冲、任。足三里可补益气血。

实证采用"重手法久留针"，一般留针 40 分钟左右；虚证采用"轻手法少留针"，一般留针 15 分钟左右。用针顺序一般先取远端腧穴进行针刺，再取局部腧穴进行针刺。

四、治疗特色

（一）明辨虚实，把握时机

高玉瑃认为治病一定要辨明虚实，这样才能避免出现"补泻反则病益笃"的情况。对于痛经的治疗也是一样，因为"凡刺之道，气调而止"，而调气往往就要用运"实则泻之，虚则补之"的补泻手法，这就要求临证之时必须明辨虚实才行。《景岳全书》云："实者多痛于未行之前，经通而痛自减；虚者多痛于既行之后，血去而痛未止，或血去而痛益甚,大都可揉可按为虚,拒揉拒按为实。"高玉瑃根据其临床经验,认为痛经实证以寒湿凝滞和肝郁气滞为主,虚证以脾、肾两脏虚损为多。具体区分虚实的方法除通过审查患者舌脉、触诊患者腹部是喜按还是拒按、询问患者疼痛的时间等外,还要特别注意最初引起痛经原因及可使痛经加重的因素。

治疗上高玉瑃主张针、灸并用,但在使用灸法时要特别注意施灸的剂量应根据病证虚、实的不同而有一定区别。对于虚寒证可重灸神阙、关元等穴,疗效确切。但对于实证如要使用灸法,则除寒凝证外其他均不可重灸,仅可小剂量轻灸。针刺也是如此,要分清虚实,有的放矢。就针刺补泻而言,高玉瑃认为临床中见到的痛经虽然总体有虚实之分,但多数是虚实夹杂之证,治疗时需依据患者体质及疾病性质来决定补泻,或补中有泻,或泻中有补,或先补后泻,或先泻后补。但在痛经发作时当以调经止痛为重以治标,而在痛经未发作时则要根据具体情况去除病因以治本,如此才能获得良好而持久的疗效。在针刺手法的轻重方面,高玉瑃主张攻邪之时应采用"重手法久留针",一般实证留针 40 分钟左右,对个别痛经顽固而剧烈的患者主张留针至 2～4 个小时。而在调理虚证时则当采用轻手法,留针时间宜短,一般留针 15 分钟左右即可。

除此之外,把握痛经治疗时机也是至关重要的。痛经随月经周期而发作,治疗要因时论治、适时而调。就针灸治疗的具体时机而言,高玉瑃主张应当在经期之前就开始治疗,并提出"间期治本,经期治标,实证调前,虚证调后"的治疗方针。也就是说在经期的治疗,应以止痛治标为重点,兼以治本;月经间期则要治病求本,针对病因及体质进行调节;治疗时,实证需要以经期前几天为重点,一般提前 7 天开始治疗;虚证则要注重行经末期及经后的调养,以补其不足。疼痛缓解后还要针对导致痛经的具体病因进行治疗，并要求在痛经治愈后需要再巩治疗 3 个周期左右。

（二）疏肝解郁，理气止痛

高玉瑃认为对于实证痛经的治疗应重视疏肝理气，并指出由于女性的生理、心理特点及社会和家庭境遇，导致大多数中年女性容易因为肝气不舒、气血凝滞从而引起各种疾病。肝主条达和疏泄，可以起到疏通的作用，长期的情绪压抑或暴怒生气都会影响肝脏正常条达和疏泄的功能，从而引起气郁不舒或气滞难行。气为血之帅，有推动和引导血行的作用，不论是气郁还是气滞均会导致血行不畅而形成瘀阻。月经又称为"信水"，是正常女性气血每月定期由冲任下注胞络而出现的生理现象。当身体出现气滞血瘀时，月经来潮必然会出现气滞冲任、胞络瘀阻的情况，从而导致痛经的出现。这种痛经多与患者经前情绪波动有关，多以实证表现为主，或虚实夹杂。治疗上高玉瑃主张，在治疗处方中加入太冲、内关、肝俞等疏肝解郁的腧穴，多用泻法或补泻兼施。高玉瑃还指出该类患者在行针灸治疗的同时应当进行适当的心理疏导以提高疗效，防止复发。

（三）补肾健脾，益气养血

高玉瑃认为对于虚证的痛经应当重点调节肾、脾二脏，而对于以气血虚损为主的痛经尤其要重视脾胃，这是因为脾胃是后天之本、气血生化之源，人体五脏六腑、四肢百骸皆赖其以养。且"血者水谷之精气也，和调于五脏，洒陈于六腑，在妇人上为乳汁，下为月水"，故妇人月经之源赖于脾胃，因此痛经与脾胃也有很大的关系。有鉴于此，针刺治疗该类痛经时高玉瑃多会使用中脘、下脘等穴补益脾胃，以益气血生化之源，再取三阴交或血海、足三里调气行血以助"脾脏统血"之功。且三阴交是足三阴经的交会穴,足三阴经又均历行小腹,对小腹内的胞宫有很强的调节作用,因此三阴交穴也成为高玉瑃治疗痛经的常用穴位之一。对于青少年女性的虚性痛经,高玉瑃认为很大一部分是由于肾气不足引起的。这是因为肾主生殖,肾精是人体生长发育的基础,肾阳具有温煦胞宫的作用。青少年女性年纪尚轻,肾气尚未充实,肾阳不足往往发生虚寒性痛经,肾阴不足又多会导致经血减少,出现月经过后腰腹隐痛、乏力等症状。尤其近年来有月经初潮提前的趋势,这就更容易出现因肾气不足引起痛经的现象。治疗上对于该类痛经,高玉瑃主张在针刺处方中加入关元、肾俞、太溪、复溜等培补肾气的穴位,并可酌情配以灸法提高疗效。

(四)重视冲任,调经止痛

高玉瑃认为肾藏精,精化血,为月经来潮及胎孕提供了物质基础;脾主运化,司统血,为后天之本,是气血生化之源。肾为先天之本,可生精藏精。但脾、肾可生成精血而不可自运精血,这些精微物质以及血海的蓄盈满溢,均需依赖冲、任二脉。冲、任二脉通盛畅达,则血海安和,月事溢止有时;如果冲、任为病,则妇人百病皆生。因此高玉瑃认为虽然可导致痛经的原因很多,但其直接原因是经期前后冲、任二脉气血不和,脉络受阻,导致胞宫的气血运行不畅,"不通则痛",或胞宫失于濡养,"不容则痛",故在痛经的治疗中不论虚实均可将治疗重点放在对冲、任二脉的调节上。尤其是任脉的关元、气海、中极等穴,最为常用。如关元穴,据《针灸甲乙经》中记载"任脉与足三阴肝、脾、肾三经交会于关元",为男子精室、女子胞宫所在之处,是人体精血的蓄藏之本。《铜人腧穴针灸图经》记载:"关元治月水断绝,下经冷痛。"而气海穴，《医经精义》中称之为"元阴元阳交关之所"。对于冲脉，由于冲脉主要是借肾经的穴位循行，因此调节冲脉除使用八脉交会穴公孙外，还可以针刺肾经在腹部的穴位对其进行调节，如气穴、大赫等穴既能调节冲脉和肾经，又可以辅助关元、中极以加强疗效。以上这些穴位可补可泻，既可行气化滞，又可益气补虚，均是治疗痛经的要穴。

（五）以针领气，因势利导

高玉瑃临床当中非常重视针刺顺序，强调进针出针的先后顺序应与患者的气机升降出入相结合。《大学》有云："物有本末，事有终始，知所先后，则近道矣。"在针灸临床中这个"先后"既指标本缓急之先后，又指针刺的先后顺序。疾病是气机运转失调所致，相同的针刺组方，当针刺先后顺序不同时对气机运行的影响也不同，所治疗的疾病也不相同。因此高玉瑃提出针刺时要"以针领气，气随针动"，并指出"针刺的顺序就是气血运行方向"。具体到痛经的治疗，以前后而言，一般先针刺背部再针刺腹部。以上下而言，一般可先针刺下肢远端再针刺腹部局部。为什么要先下后上呢？《灵枢·周痹》中记载："痛从上下者，先刺其下以遏之，后刺其上以脱之。"因此治疗痛经时可以先取远端腧穴进行针刺"以遏之"，引导上部壅滞的气血迅速下降从而使疼痛症状迅速缓解，再针刺局部穴位"以脱之"，调顺局部气机。这样的针刺顺序能够因势利导，以针领气，以气理血，从而达到快速治疗痛经的目的。

（六）注重调摄，防治结合

大部分女性都懂得经期需要进行适当的调摄，如避免劳累、保暖、忌口等等，但是对于非经期的调护就知之甚少了。高玉瑃重视未病先防，对于痛经一病尤其强调非经期的预防及治疗。高玉瑃认为痛经虽然疾病表现在经期,但得病往往是在非经期,由于女性特殊的生理周期变化,从而在经期表现为痛经,因此治疗及预防一定要注意非经期的调护,对于顽固的常年不愈的痛经尤其要注意非经期的治疗。而对于已经治愈的患者,应特别注意指导患者如何进行非经期和经期的调摄。高玉瑃在对患者进行调护指导时除了常规的告知要保暖、禁食生冷、心情舒畅外,还往往针对性非常强地进行个体化的指导。如有一位患者,痛经多年,但每次痛经发作的疼痛程度差异很大,高玉瑃经过诊断认为该患者的痛经与肝气不舒有关,后来经过观察发现,每当该患者生气后则该月痛经就会加重。对于该患者,治疗时高玉瑃不仅使用针灸还配合心理疏导,很快取得了良好的效果,治愈后还嘱咐患者要特别注意不要生气,并教给她心理调整的方法。

五、典型验案

验案 1

李某,女,28 岁,2014 年 6 月 24 日初诊。患者痛经 10 余年,经期劳累及遇寒时症状加重,行经第 1 天时症状明显,小腹及腰骶部疼痛,痛时面色发白、四肢冷凉,大小便正常,舌质紫暗,有瘀斑、裂纹,苔白腻,脉弦。患者就诊时正直经期痛经发作,高玉瑃综合患者的四诊资料,辨证为寒凝血瘀之证,经期选穴以止痛为主,兼以散寒活血。

针刺处方:次髎(双)、膈俞(双)、三阴交(双)、血海(双)、地机(双)。

针刺后指导患者用灸法灸关元 30 分钟,并饮 300 mL 温水,首诊治疗后痛经症状消失。

1周后患者再诊,治疗以散寒、活血、化瘀为主,并兼以调理肝脾。

针刺处方:中极、次髎(双)、膈俞(双)、三阴交(双)、太冲(双)、血海(双)、合谷(双)、足三里(双)。

连续治疗2个月经周期后,患者痛经症状消失;3个月后随访,患者月经周期正常,无痛经,血色正常,第二天血量较多,经期为4天。

按:该患者舌质紫暗有瘀斑、痛经症状受寒加重,是寒凝血瘀之征象。由于寒凝气阻,阳气不通失于温煦,因此发病时面白肢冷。患者患病10余年,气血渐耗,因此实中夹虚,遇劳累时加重。综合患者的情况,治疗宜散寒祛瘀兼以益气。首诊方中灸关元穴可祛除寒邪补益元气;膈俞为血会,与血海合用,可活血祛瘀;三阴交穴直通小腹,既可养血活血,又可健脾益气,使气血生化有源,同时又是治疗小腹疼痛的要穴;地机为脾经郄穴,可治疗小腹疼痛,并兼以祛小腹之瘀血;次髎位于胞宫之后腰骶部位,为治疗痛经牵引腰骶的经验要穴。多穴同用,可散寒、祛瘀兼以益气,故治疗1次而痛止,此为治标。

1周后月经经期已过,原方中加入合谷、太冲开利经脉气血以加大祛瘀的力量,但此二穴经期不可使用,因其开利力量较大,用之恐有崩中之忧;此次又在血海、膈俞活血养血的基础上,加足三里以益气补虚;再取关元而针中极以调节任脉,疏通胞络。多穴同用,以奏活血益气、疏通胞络之功,此为治本。

或问既有寒凝,为何不再灸关元?原因有二:其一,寒凝为客邪并非阳虚,首次治疗时以灸法驱散即可;其二,其人久病,经量较少,已有血虚不足之相,久用灸法恐有阴虚内热之患。

验案2

于某,女,17岁,2013年9月6日初诊。患者诉自13岁月经初潮至今,每次行经期间均出现下腹部持续性疼痛,兼有恶心欲呕、腰部酸胀、出冷汗、手足欠温等症状,须用止痛药物。此次来诊,患者面色苍白,痛苦表情,下腹剧痛,月经量少,血色暗红有瘀块,舌质暗,苔薄白,脉弦细。高玉瑃辨证为肝肾不足,气滞血瘀。治宜补肝肾,调冲任,通经行气,活血止痛。

针刺处方:关元、中极、太溪(双)、三阴交(双)、中脘、气海、内关(双)、足三里(双)。

针刺操作:针刺得气后,加艾条温和灸,留针30分钟,留针期间行针3次。嘱患者经期应避免精神刺激和过度劳累,防止受凉或过食生冷。经治疗10次后,次月月经期间腹痛及其他诸症基本消失,继用上法治疗1个疗程而愈,随访半年未复发。

按:针灸治疗本病的机理主要是疏通经络、行气活血,兼调冲任。该患者尚属年少,其痛经与肾气不足、冲任不调有一定关系。三阴交穴为肝、脾、肾三经之交会,能调理气血;太溪为足少阴肾经原穴,可固肾气;足三里为足阳明经多气多血之穴,配中脘补益胃气,以资气血生化之源,使胞脉得养,冲任自调;关元、中极、气海为任脉腧穴,通于胞宫,可调理冲任,是治疗腹痛月经不调之常用要穴;内关穴为八脉交会穴之一,有治疗胸腹满痛之功效,并兼以理气止呕、宁心安神。诸穴合用,共奏疏通经络、理气止痛、调补肝肾、温养冲任、行气活血之功,从而使本病告愈。

六、总结体会

痛经是妇科常见病和多发病,中医学称之为"痛经""经行腹痛"。该病病位在子宫,其主要病机为"不通则痛"或"不荣则痛"。由于经期或经期前后受致病因素如情志所伤、起居不慎或六淫为害等的干扰,导致冲任气血不畅、胞宫气血流通受阻,而引发痛经。通过针灸治疗,可以达到疏通经络、理气止痛的目的,正所谓"通则不痛,痛则不通"。

高玉瑃善治痛经,治法以调经止痛为主,标本兼治,提出了"间期治本,经期治标,实证调前,虚证调后"的治疗方针。高玉瑃选穴组方时重视调节冲、任,认为实证多因寒湿阻滞或肝郁气滞而导致,因此主张在调节冲、任的同时可根据病情配合温散寒湿、疏肝解郁之法以通达气机;虚证多与脾、肾不足有关,因此在调节冲任的同时,多主张配合健脾养血、补肾益气之法以求标本兼治。

此外,高玉瑃针刺时还重视针刺顺序与人体气机的配合,在用针手法上注重补泻时对刺激量和留针时间的把握,加之治疗时及治愈后主张配合经期及月经间期的调摄预防,因此临床疗效非常显著。

参 考 文 献

［1］ 秦越人.难经[M].北京:科学技术文献出版社,1996.

［2］ 高树中,杨骏.针灸治疗学[M].北京:中国中医药出版社,2012.

［3］ 高鹏翔.中医学[M].北京:人民卫生出版社,2014.

第十节 小儿食积

食积是因乳食不当,脾胃积滞,失于健运所引起的一种病证,以不思乳食、腹胀嗳腐、大便不调为主要临床表现。本病多见于婴幼儿,可单独发生,也可在感冒、泄泻等病中合并出现。当食积不能及时纠正,进一步导致脾胃功能受损,气液耗伤而出现形体消瘦、面黄发枯、精神萎靡或烦躁、饮食异常等临床表现时,便发为疳积。古人视疳积为恶候,列为儿科四大证之一。由于医疗及生活水平的提高,临床上小儿疳积较为少见,而以消化不良多见。

一、病因病机

《诸病源候论·小儿杂病诸候》:"小儿食不可过饱,饱则伤脾,脾伤不能磨消于食,令小儿四肢沉重,身体苦热,面黄腹大是也。"中医学认为小儿食积常因乳食内积,脾胃虚弱所致。其病机多为乳食不化,停积胃肠,脾失健运,气滞不行。食积可分为伤乳和伤食两类。无论伤乳还是伤食者,皆因喂养不当,积滞停聚中焦而发病,正所谓"饮食自倍,肠胃乃伤"。乳食停滞于中焦,胃失和降,则呕吐酸腐不消化之物;脾失运化,升降失常,气机不利,出现脘腹胀痛、大便不利、臭如败卵;或积滞壅塞,腑气不通,而见腹胀腹痛、大便秘结之症,此属乳食内积之实证。食积日久,损伤脾胃,脾胃虚弱,运纳失常,复又生积,此乃因积致虚;亦有先天不足,病后失调,脾胃虚弱,胃不腐熟,脾失运化,而致乳食停滞为积,此乃因虚致积。二者均为脾虚夹积、虚中夹实之候。

小儿食积属现代医学的慢性消化不良、轻度营养不良等病,是多种因素引起的消化系统功能紊乱。究其因素,主要还是与喂养不当有很密切的关系。另外,滥用抗生素也会损伤胃肠道,导致消化系统功能紊乱。更有研究表明,不良情绪可以通过大脑皮层导致下丘脑功能紊乱,从而影响胃肠道功能,导致胃肠功能紊乱。

二、辨证分型

传统的中医儿科学往往根据虚实辨证,将小儿食积分为实证、虚中夹实证。其中实证多表现为病程短,脘腹胀痛,拒按,或伴低热,哭闹不安,证属乳食内积;虚中夹实证多表现为病程长,神倦乏力,形体消瘦,证属脾虚夹积。也有根据伤乳、伤食不同,将其分为伤乳食积、伤食食积。

小儿食积是小儿临床中最常见的疾病,高玉瑃认为凡婴孩所患积证,皆因乳哺不节所致。由于传统的辨证分型较为简单,如按其辨证施针,则不能有所侧重,疗效不佳,故高玉瑃将食积分为四型,即乳食积滞型、脾虚肝旺型、脾胃虚弱型及脾虚型。各证型既具有相同的临床症状,如乳食少思或不思、脘腹胀满、烦躁哭闹、夜寐不安、舌淡、苔白腻等,又存在各自不同的临床表现,现详述如下。

(1)乳食积滞:腹痛拒按,或有嗳腐吞酸,恶心呕吐,烦躁哭闹,低热,肚腹热甚,大便臭秽。

(2)脾虚肝旺:四肢倦怠,肠鸣矢气,胁肋胀痛,脾气大,易哭闹,大便清水样或带绿色。

(3)脾胃虚弱:腹胀,食后易泻,大便多,大便稀溏,色淡无臭味,夹有不消化的食物残渣。

(4)脾虚:神疲乏力,面色萎黄,形体消瘦,喜伏卧,呕吐酸嗖,大便溏薄,每日2~3次,夹有乳块或食物残渣。

高玉瑃认为以上四证中,乳食积滞属实证,其余三证均属虚中夹实证。由于小儿脾常不足,肝常有余,故食滞中焦伤脾时,土不足,出现了木乘土之象。对于脾胃虚弱证与脾虚证的区分,高玉瑃是这样认为的：脾胃虚弱证多出现在食积早期，一般不出现面色萎黄、形体消瘦等症状；脾虚证多因病程长，失治误治而引起，常表现为神疲乏力、面色萎黄等症状，临床上应仔细区分。

三、针灸治疗

高玉瑃认为结合小儿食积的病因病机，治法应以祛邪扶正、调理脾胃为要。同时高玉瑃指出，如患儿食积腹痛可移，属新积，易治易愈；反之积不痛，表明病变时间长，则需要长时间的治疗。脾虚不运则气不流行，气不流行则停滞而为积，或作泻痢，或成痞满，以致饮食减少。五脏无所资禀，血气日愈虚衰，故应用消导之法。消，指散其积；导，指行其气。治疗中还应调理脾胃。胃主纳谷，脾主消谷，皆谷气之本。然脾喜温而恶寒，胃喜清而恶热，所以调理脾胃者，应节其饮食，适其寒温，此为中和之道。在选穴方面，治疗小儿食积证，宜标本兼治，治标均选用四缝穴针刺以消积导滞，治本则应根据具体证型的不同而选用不同的穴位，具体如下。

（1）乳食积滞：足三里、内庭。

（2）脾虚肝旺：中脘、章门、足三里、阴陵泉。

（3）脾胃虚弱：中脘、足三里。

（4）脾虚：下脘、阴陵泉。并可予下脘少量雀啄灸法。

高玉瑃还指出小儿为纯阳之体，应用灸法应慎之又慎。在治疗脾虚型食积时，可予下脘少量雀啄灸法，一起一落为1次，每次治疗共5～6次为宜。在小儿食积的针刺手法上，她认为根据小儿的生理特点应采用快针法，随刺随取，不行提插捻转，点到为止，不留针。针刺顺序为先行治本之针刺，再刺四缝以治标。

另外，高玉瑃十分重视以子午流注针法在临床中的应用，如时穴与本病、本证有关则采纳之，反之则不用，这也是其针灸治疗特色之一。

四、治疗特色

高玉瑃专职从事针灸的教学与临床已 60 余载，她完美地把理论运用于实践，入深理于浅出，寄变幻于平凡。从前面的介绍不难看出高玉瑃在治疗小儿食积时选穴十分精炼，往往也就选择三五穴而已，但疗效确十分显著。究其原因，应该说是与其治疗特色有密切的关系。

（一）取穴准确

高玉瑃认为取穴的准确性对治疗效果的影响是极大的，所以所有穴位的定位都要熟记于心。以骨度量取的穴位准确性大，骨度与穴位的关系极为重要，故应十分重视骨度标志。无论男女老少，无论是否为常用穴位，高玉瑃临床取穴均以骨度量取为先，如取足三里穴，每次皆从胫骨下方上循胫骨粗隆至前缘向下，摸至最凹处，旁开一指为是。此外高玉瑃还指出，在治疗小儿疾病时，医生更应该精神集中，控制好针具，除了稳、准取穴外，还要尽量迅速，以缩短小儿的哭闹时间，减少不适。患儿家长应该在摆好体位的情况下，固定好小儿的肢体，防止小儿乱动、挣扎，以免影响针刺。

（二）选穴相应

高玉瑃针灸时非常重视穴与证相应，穴与穴相应，穴与时相应。另外，高玉瑃也十分重视经外奇穴的临床应用，如安眠、太阳、定喘、四缝、十宣等，临床应用相当广泛。如治疗小儿食积时，选取经外奇穴四缝穴作为共同穴是因其可消积导滞、健脾行气。四缝穴以点刺为主,挤出少量淋巴液或血液。但其终为治疗标证之法,治病还应求本,故乳食积滞者还加取足三里、内庭。因足三里为足阳明胃经合穴、胃之下合穴,内庭为足阳明胃经荥穴。根据"井穴专主心下满,荥穴泻火主身热……合当逆气而下泄"与"治府者,治其合"的理论基础,选用多气多血之足阳明胃经的足三里取其健脾和胃、益气升清、降逆化浊,通调肠腑之效,内庭取其清降胃火、通涤腑气之功。脾虚肝旺者加取中脘、章门、足三里、阴陵泉。因中脘为任脉、手太阳与少阳、足阳明之会,又为胃之募穴、八会穴之腑会,因而可以通达四经,消化水谷,温通腑气,升清降浊,调理中州之气机。章门为足厥阴肝经之穴,是脾之募穴、八会穴之脏会,有调五脏和肠胃、除腹胀、增食欲的功效。阴陵泉为足太阴脾经合穴,治疗本证取其健脾利水之功。脾胃虚弱者选用中脘、足三里共奏健脾和胃、升清降浊、通调肠腑之功。脾虚者选用的下脘穴为足太阳、任脉之会,能温通肠胃、益气降逆,与阴陵泉合用有益气健脾、温胃降逆之效,并可配合给予少量雀啄灸法以温经散寒、扶阳健脾。在食积证四型中,有三型相似,但此三型又病机、临床表现各有不同,故取穴又不相同,仔细揣摩高玉瑃临床选穴之用意,不由得赞叹其选穴之精良。

（三）重视脾胃

高玉瑃认为人以脾胃为本,故当调理。小儿脾常不足,尤不可不调理。调理之法,不专在医,亦在调乳母、节饮食、慎医药,使脾胃无伤,才能根本常固。然脾喜温而恶寒,胃喜润而恶热,在治疗时偏寒则伤脾,偏热则伤胃,所以用针、用药皆应阴阳相济。针对小儿食积病证,由于小儿无知,口腹是贪,加之大人娇爱,对其放纵,最易发病。积温则成热,积凉则成寒,偏热偏寒皆因饮食不当。

食多则饱，饱伤胃；食少则饥，饥伤脾。故治疗脾胃之病，必以节饮食、适寒温为首则。明代医家万全曾说过："若要小儿安，常受三分饥与寒。"因此高玉瑃特别重视与患儿家属的交流与沟通，每次治疗皆叮嘱家属，小儿勿贪凉、过热，应注意饮食，不可过饥过饱，拒绝零食糖果、油炸膨化。高玉瑃强调，治疗的成败不仅仅在于医者的技术水平，而也与患者的配合有很大关系，只有患儿家属积极配合，小儿疾病的治疗才能彰显其效果。

在小儿食积的针刺治疗中，高玉瑃经常用中脘、下脘、足三里等穴以健脾和胃。除此之外，高玉瑃还特别重视小儿捏脊，认为其具有调理脾胃的功效，可达到调整阴阳、通理脏腑的作用，每次治疗小儿都将捏脊的操作教给患儿家属，嘱其回家后行手法治疗。正是这样的综合治疗，才使小儿食积的临床治疗效果更加显著。

（四）四诊资料尽备

临床上对于儿科疾病的诊查，也应当望、闻、问、切四诊合参。但由于小儿的生理、病理特点，四诊应用有其特殊情况——问诊、闻诊诊查范围有限，切脉按诊易因小儿哭闹而受到影响。所以，在儿科的诊病中，望诊就显得尤为重要。高玉瑃在小儿疾病的治疗过程中，通过望神色、望形态、审苗窍、查二便、望指纹，闻啼声、呼吸、咳嗽、言语、气味，问综合情况，按触头囟、颈腋、四肢、皮肤、胸腹，切脉等多方面更详尽地收集四诊资料。高玉瑃虽然80岁高龄仍亲力亲为、细致入微，查看患儿的指纹、舌苔、呕吐物及大便的色泽气味等。同时高玉瑃还结合听诊、化验及影像学检查等诊查方法取得的疾病信息资料，将其充实到四诊中来，做到明察秋毫、准确辨证，正如《育婴家秘》中所言："谓此治病之要术也，色脉证治，了然在心，故以寒治热，以热治寒，实则泻之，虚则补之，皆对病之方药也。"

（五）强调已病防变，尽早治疗

《素问·四气调神大论》云："是故圣人不治已病治未病，不治已乱治未乱，此之谓也。夫病已成而后药之，乱已成而后治之，譬犹渴而穿井，斗而铸锥，不亦晚乎。"这句话便提出了治未病的思想，阐明了治未病的重要性。治未病包含两个方面，一是未病先防，一是已病防变。它对养生保健、防病治病有着重要的指导作用，数千年来一直有效地指导着中医学的防治实践。高玉瑃也非常重视治未病的思想，并将其贯穿于临床治疗的始终。她总是循循善诱，谆谆告诫每一位患者，如何调整饮食、起居、情志、工作等以达到阴平阳秘，使"正气存内，邪不可干"。对于已病当及时治疗，防其传变。高玉瑃认为病初得之，就当以重视，防其生变，否则小而变大，微而成巨，药石难以对抗，阴阳失衡之乱难平。《外台秘要》云："凡人有少病，若似不如平常，则须早道。若隐忍不疗，小儿、女子益以滋甚。"针对小儿食积，高玉瑃每次皆嘱咐家属应尽早治疗，否则小儿传变迅速，食积若转为疳积则不易治疗了。

五、典型验案

验案 1

梁某，女，5岁，2014年6月20日初诊。患儿因前一夜随父母吃自助餐，食肉过多，加之食冰淇淋一个，晚上10点开始发热，体温38.5℃。其母给予小儿退热颗粒口服后，患儿汗出，热退。凌晨4点，患儿再次发热，给予温水擦浴。患儿来诊时体温37.8℃，无咳嗽咳痰，腹胀，未大便，不思饮食。患儿体型适中，面色黄赤，指纹紫滞，舌质红，苔薄黄。通过询问家属，此儿平日食量大，偏爱肉食,大便每日 1 次,成形偏干,小便略黄。查血常规,未见明显异常。诊断:小儿食积。证候类型:乳食积滞。选穴:足三里(双)、内庭(双)、四缝。患儿经常因食积、咳嗽等行针灸治疗,故经沟通后可予留针。给予足三里、内庭留针 20 分钟。起针后用 30 号 0.5 寸芒针点刺四缝穴,点刺后挤出少量黄白色透明样黏液,以食指为多。针刺完毕后,嘱患儿家属,近两日以小米稀粥、面片汤或面条汤为主,不要进食富含蛋白质的食物及生冷油腻以免加重脾胃负担、影响恢复。后随访,患儿痊愈。

按:患儿于暴饮暴食后出现发热、腹胀、不思饮食,诊见指纹紫滞、舌质红、苔薄黄,皆表明属于乳食积滞证。此患儿平素偏爱肉食,食量偏大,损伤脾胃,导致脾胃功能减退,暴饮暴食之后,脾胃再次受到重创,不能运化水谷精微,积滞于中焦,壅塞气机,而见腹胀、大便秘结之症。"气有余便是火",故见发热。选用足三里、内庭治其本,四缝治其标,使得消中有调、降中有升,穴位配伍相得益彰。高玉瑃在临床治疗过程中,选穴精炼,认为针刺选穴好比排兵布阵,并非越多越好,而在于每次都选择精兵良将,才能直捣黄龙。反之选穴过多,则可能打乱正常的气机运行,起不到应有的效果。故治疗本病时仅用到三穴,通过 1 次治疗,加上饮食调摄就已达到治愈,可谓用穴简便,疗效显著。

验案 2

叶某,女,4 岁,2015 年 8 月 6 日初诊。患儿因食欲不振半年就诊,并未追溯到半年前引起该症状的明显诱因。其母诉患儿近半年易乏力汗出,进食后多腹胀,食量明显低于同龄儿童,夜间睡眠差,大便偏干,小便黄。查看患儿,面色萎黄,形体消瘦,神疲懒言,手心发热,头发色黄,舌质淡,苔白腻,脉滑略无力。诊断:小儿食积。证候类型：脾胃虚弱。脾胃虚弱证选穴中脘、足三里（双）、四缝。给予中脘、足三里点刺，随刺随起。起针后用 30 号 0.5 寸针灸针点刺四缝穴，点刺后食指及无名指挤出少量黄白色透明样黏液和血液。针毕后，嘱患儿家属注意合理喂养，暂时减少肉、蛋、奶的摄入，以小米粥为主，定时喂饭，勿喂食零食等食物。隔日针刺，患者家属诉腹胀较前略好转。针刺至第 4 次时，患儿大便尚可，夜间睡眠也较前改善。针刺 1 个疗程（12 次）后，患儿精神好转，食欲较前明显改善，无明显腹胀，易出汗的症状也明显减轻，大便日行 1 次。后随访，未复发。

按：中医理论认为，脾胃为后天之本，主运化水谷和输布精微，为人体气血生化之源，脾胃运化失健则饮食停滞不消。《保婴撮要·食积寒热》云："小儿食积者，因脾胃虚寒，乳食不化，久而成积。"本案中患儿的诸多表现皆因食积导致脾胃虚弱所致，不仅影响食欲，而且影响精神状态，如不及时调理易发生他变，故以调理脾胃为治病之本。选用足三里与中脘配伍，谓"合募配穴"，有益气健中、健脾养胃、增强胃气通降、消导积滞的功效。中脘以升清为主，足三里以降浊为要，二穴一上一下，一近一远，一升一降，加之点刺四缝穴，相互促进，可起到健脾胃、促运化、理气机、和气血、消胀除满之功效。

六、总结体会

小儿食积是中医儿科临床上的常见病、多发病，针灸治疗效果显著。历代医家对小儿食积都有自己的认识和治疗经验，如《活幼心书》中设有"伤积""疳证"等篇章，提到的参苓白术散等方剂流传至今。现代很多医家在治疗小儿食积方面也积累了很多个人经验,其中多以健脾消积为大法。如国医大师程莘农在治疗小儿食积、疳积等病证时提出其病机不外乎脾胃运化失常所致,重视调理脾胃,选穴常以足太阴、阳明经穴为主;萧少卿教授在治疗小儿消化不良中也提出健脾消积方治疗。近年来临床应用小儿推拿治疗小儿消化不良,效果也颇为显著,如健脾胃、捏脊、摩腹与中药散剂肚脐贴敷治疗小儿食积,疗效迅速,安全方便。此外还有很多相关的现代医学研究,在此不一一赘述。总之,这其中许多疗法安全有效,很值得我们借鉴与继承。

高玉瑃善用针灸,尤善用针灸治疗小儿疾病,取穴精良,不留针,痛苦小,疗效确切,手到病除。在治疗小儿食积病证中,标本兼顾,选取四缝穴消积导滞,同时积极寻找病因,针对病因,选穴切中靶点,做到了消导不伤正、扶正不留邪。高玉瑃还特别重视脾胃功能的调理,重视"治未病"的思想,注意小儿日常调摄。正是应用了整体观念及辨证论治的原则,高玉瑃在临床中才取得了显著的疗效。

参 考 文 献

［1］ 王萍芬.中医儿科学[M].上海:上海科学技术出版社,1999.
［2］ 萧少卿.萧少卿针灸精髓[M].北京:人民卫生出版社,2010.
［3］ 杨金生.国医大师程莘农[M].北京:中国医药科技出版社,2013.
［4］ 王光安.张王祎."一式三法"推拿治疗小儿食积发热45例[J].中国针灸,2014,34(34):877-878.

第十一节　小 儿 咳 嗽

咳嗽是儿科的常见病、多发病,其由六淫外邪侵袭肺系,或脏腑功能失调,内伤及肺,肺气不清,失于宣发肃降所致。有声无痰为咳,有痰无声为嗽,有痰有声为咳嗽。咳嗽一年四季皆可发生,以冬春为多。小儿咳嗽的发病率较高,许多小儿甚至长期咳嗽不愈。

一、病因病机

咳嗽与外邪入侵及脏腑功能失调有关。内感、外伤均可引起肺气不清,肺失于宣肃则迫气上逆而作咳。

1. **外感风邪** 风邪从口鼻或皮毛而入,犯肺卫,气机不宣,使肺气被束而失肃降,肺气上逆,则致咳嗽。风夹寒而病,为风寒咳嗽,多鼻塞声重,流清涕,咳声重浊;风夹热而病,则鼻孔干燥或流浊涕。张景岳说:"六气皆令人咳,风寒为主。"

2. **内邪干肺** 脏腑功能失于调节,影响及肺。小儿脾胃最是柔弱,容易为生冷油腻所伤,以致脾失健运,水谷运化不畅,转为痰贮于肺中,使肺气不宣,因而咳嗽。再如小儿肝气旺盛,容易木火上炎,又或心经蕴热,日久化火,炼液为痰,阻碍肺气肃降,发生咳嗽。

3. **阴虚咳嗽** 小儿先天不足,若外感咳嗽迁延不愈,损耗气阴,发展为内伤咳嗽,出现肺阴损耗或肺脾气虚之证。

现代医学认为,咳嗽是呼吸系统疾病中最常见的症状之一,其主要与上呼吸道感染、支气管炎、支气管扩张、肺炎等有密切关系,另外心血管疾病、外耳道内异物或炎症、药物因素、物理化学因素、精神因素等也可引起咳嗽。其中,小儿咳嗽主要与呼吸系统疾病相关。

二、辨证分型

传统的中医学根据导致小儿咳嗽的病因病机不同而将其分为

外感咳嗽和内伤咳嗽两大类,其中外感咳嗽又细分为风寒咳嗽、风热咳嗽,内伤咳嗽又分为痰热咳嗽、痰湿咳嗽、气虚咳嗽和阴虚咳嗽。

高玉瑃认为,由于小儿脏腑娇嫩,形气未充,五脏六腑功能皆属不足,尤以肺、脾、肾三脏更为突出。肺为娇脏,卫外不固,而易为外邪所侵,发为咳嗽;脾为后天之本,小儿脾胃薄弱,饮食不节易伤脾胃,脾失健运,痰浊内生,壅塞气道,肺失宣降而作咳;咳嗽日久,耗伤气阴,而致经久不愈。临床上治疗小儿咳嗽时首先要辨别外感、内伤,其中咳声高扬、发自喉头以上、洪亮有力、咽喉发痒者多属外感,咳声低沉、咳声发自喉头以下、咳时痰多或干咳少痰者多属内伤。其次要辨别寒热虚实,外感咳嗽多属实证,内伤咳嗽多属虚证或虚中夹实;舌淡红、苔白腻或薄白多属寒证,舌红、苔黄腻或舌红、少苔多属热证。高玉瑃临床中常以虚实辨证为主,辅以脏腑辨证等其他辨证方法,提出了"虚实辨证为主,多种辨证相参"的治疗咳嗽的辨证模式。

附:咳嗽常见的辨证分型

(1)风寒咳嗽:频咳不爽,以干咳为主,咽痒声重,鼻塞流涕,鼻涕清亮,畏寒发热,舌苔薄白,脉浮紧。

(2)风热咳嗽:咳声重浊或不爽,鼻流浊涕,吐痰黏稠色黄,不易咳出,口渴,咽喉疼痛,身热汗出,舌苔薄黄或薄白而干,脉浮数。

(3)痰热咳嗽:咳嗽痰多,气息粗促,喉中痰鸣,口渴,烦躁不宁,大便干结,小便短赤,舌苔黄,脉滑数。

(4)痰湿咳嗽:咳嗽痰多,痰多白稀,喉间痰声辘辘,胸闷纳呆,舌苔白,脉滑。

(5)气虚咳嗽:咳嗽反复不愈,吐痰色白而清稀,以清晨为主,面色苍白,自汗畏寒,反复感冒,纳谷不香,面色苍白,气短懒言,语音低微,舌苔薄白,舌边有齿痕,脉细弱。

(6)阴虚咳嗽:干咳无痰,或痰少而黏,或痰中带血,不易咳出,口渴咽干,喉痒,声音嘶哑,常午后潮热或手足心热,盗汗,舌红,苔少或见花剥苔,脉细数。

三、针灸治疗

《婴童宝鉴》云:"夫人禀阴阳二气,生疾病于三焦,然冠壮易明,童幼难治。"高玉瑃亦认为,由于小儿脏腑娇嫩,血气较弱,肌体不密,精神未备,不易医也。但同时高玉瑃也提出,小儿体禀纯阳,生机蓬勃,且病因比较单纯,疾病过程中情志因素的干扰和影响相对较少,所以若治疗及时得当,护理得宜,大多数亦能获得痊愈。小儿咳嗽的病因病机复杂多变,涉及多个脏腑,但治法都应以宣肺止咳为要,治疗时首先应分清邪正虚实,辨别外感、内伤,再与脏腑辨证相参。高玉瑃遵循宋代医家钱乙《小儿药证直诀·咳嗽》中提出的治疗小儿咳嗽的总治则:"盛即下之,久即补之,更量虚实,以意增损。"其在治疗过程中还特别强调须喂养、调摄得当方可尽早痊愈。

在治疗小儿咳嗽选穴方面,高玉瑃以大椎、定喘为主穴,又根据外感内伤、寒热虚实辨证,增加配穴。她认为小儿咳嗽临床中以风寒咳嗽、风热咳嗽、痰热咳嗽、阴虚咳嗽更为多见,故做详细论述,具体如下。

(1)风寒咳嗽:大椎、定喘、肺俞、天突、尺泽、列缺。

(2)风热咳嗽:大椎、定喘、天突、尺泽、内庭、二间、四缝。

(3)痰热咳嗽:大椎、定喘、肺俞、尺泽/鱼际、列缺、丰隆、照海。

（4）阴虚咳嗽：大椎、定喘、合谷、太溪/列缺、照海。

高玉瑃还指出在治疗风热咳嗽时，如情况允许，应先给予大椎、双耳尖放血（7滴）以泻热后再行针刺，效果更佳。在小儿咳嗽的针刺手法上，她认为根据小儿生理特点应采用快针法，随刺随取，不行提插捻转，点到为止，不留针。另外，高玉瑃还十分重视子午流注针法在临床上的应用，如时穴与本病、本证有关则采纳之，反之则不用。

四、治疗特色

高玉瑃勤于临证，严谨治学。从前面的介绍不难看出高玉瑃在治疗小儿咳嗽时选穴精炼，思路清晰，效如桴鼓。究其原因，应该说这与高玉瑃的治疗特色有密切的关系。

（一）取穴准确

高玉瑃行医60余载，经验不可说不丰富，但其取穴向来都是仔细切寻确认，每一穴位皆从骨度标志入手，从未见其草莽从事。高玉瑃强调，针刺时穴位一定要取得准确，这样才能为下面的催气行针及补泻操作打下良好的基础。特别是在治疗小儿疾病时，除了稳、准取穴外，取穴还要尽量迅速，以缩短小儿的哭闹时间，减少不适。

（二）选穴相应

高玉瑃针灸时非常重视穴与证相应，穴与穴相应，穴与时相应。如治疗小儿咳嗽时，选取大椎及定喘作为基础穴，这是因大椎为手足三阳、督脉之会，可清阳明之里，启太阳之开，和解少阳以祛邪外出，主治全身热病及外感之邪；定喘为经外奇穴，从其名便可知其擅长止咳定喘。二穴相配,可起到祛邪外出、定喘止咳之效。风寒咳嗽加用肺俞以宣肺止咳、天突以通利气道、宣肺降痰;选用尺泽,乃因尺泽为"肺之合穴",合主"逆气而泄",故取之以宣降肺气;列缺乃"肺之络穴",可散风祛邪、宣肺解表。诸穴相伍,起到了疏风散寒、宣肺止咳之功效。高玉瑃曾说过"上焦有病,不治中下二焦",这与吴鞠通所创立的三焦辨证治疗大法中"治上焦如羽,非轻不举"的治则是一致的,这一理论观点在治疗小儿风寒咳嗽中更是体现得淋漓尽致。风热咳嗽选用内庭、二间,因根据纳子法此二穴皆为泻穴,取其清池邪热之功;因四缝穴可治疗百日咳,此处选取点刺四缝穴用以止咳。痰热咳嗽还选用尺泽或鱼际以清肺化痰,选用丰隆穴用以清热化痰,同时善于运用灵龟八法,可于适当时机选用八脉交会穴之列缺、照海,取其"列缺任脉行肺系,阴跷照海膈喉咙之意"。针对阴虚咳嗽,除选用大椎、定喘外,还选用合谷、太溪以滋阴清热,也可选用列缺、照海组穴。在治疗小儿咳嗽的临床选穴中,可谓整体配伍得当,选穴精良,临床治疗卓有成效。

(三) 重视小儿调摄

天地之气行于四时,亦有四气。四气者,风寒暑湿之气。人在气中,体虚易感。故春伤风,夏伤暑,秋伤湿,冬伤寒。此四时之正气病。小儿嫩弱,失其调理,尤易感之。四时调理之法,春宜食凉不可犯温,夏宜食寒不可犯热,秋宜食温不可犯凉,冬宜食热不可犯寒。小儿调摄不当,则易生病患。

《幼科发挥》谈道:"小儿方术,号曰哑科,口不能言,脉无所视,唯形色以为凭,竭心思而施治。故善养子,似养龙以调护;不善养子者,如舐犊之爱惜,爱之愈深,害之愈切。"高玉瑃认为小儿发病多与大人关系密切,如春季乍暖还寒之时,小儿不能触冒寒气,而病伤寒者，多由大人给小儿或衣着过薄，或减衣过快，故另寒气伤之而发病。高玉瑃在治疗小儿疾病的过程中，特别重视与患儿家属的交流与沟通，每次治疗皆叮嘱家属，小儿勿贪凉、过热，应注意饮食，不可过饥过饱，拒绝零食糖果与油炸、膨化之物。高玉瑃认为，治疗的成败不仅仅在于医者的技术水平，而也与患者的预防调摄有很大关系，很多患儿家属不是不愿意改变喂养方式，而是不知道怎样适当喂养才更科学，这便是医者应给予的建议。只有患儿家属积极配合，小儿疾病的治疗才能彰显其效果。

（四）四诊资料尽备

可参考"小儿食积"一节相关内容。

（五）强调已病防变，尽早治疗

可参考"小儿食积"一节相关内容。

（六）强调用药安全，中病即止

高玉瑃认为小儿肠胃娇脆，用药应尽量选用气味平和、无毒之药，切不可应用猛峻蚀利、有毒之药，以免对小儿身体造成伤害。正如《育婴家秘》中所曰："小儿用药择其良，毒药毫厘不可尝，邪气未除真气损，可怜嫩草不耐霜。"高玉瑃在临床上治疗小儿咳嗽时常选用银翘散、桑菊饮、定喘汤与麻黄汤等平和无毒之剂。

另外，高玉瑃还强调在治疗过程中，无论针药，皆中病即止，不可过用，以防伤正。亦如《育婴家秘》中所言："服药之后，中病即已，勿过其制者，即《内经》曰：及其衰也，待其来复。谓病衰其半，即止其药，以待其真气之发生，又以乳食之养，助其发生之气。谚云：药补不如食补者是也。"在临床小儿疾病的治疗中，谨守治疗三法，即初用攻法，以攻病之药去之，不可恶攻而爱补，反助其邪，为儿之害；中用攻补相济，病久不除，乳食必少，脾胃失养，于补脾药中加攻病药,看儿强弱加减;末则用补法,儿病既久,久则成疳,只以补脾胃为主,正气完则邪气自尽矣。

五、典型验案

验案 1

胡某,女,4 岁半,2006 年 12 月 11 日上午 10 左右因咳嗽半年就诊。患儿半年前外感后咳嗽,初起时咳嗽重,曾给予抗生素、止咳糖浆等口服,治疗约 1 个月后咳嗽减轻,但仍天天咳嗽,以早晚为多,痰少,无明显发喘,纳差,日夜汗均多。查体:精神好,营养可,咽红,双侧扁桃体Ⅰ度肿大、微红,耳后淋巴结稍大,舌稍红,苔薄白,脉细。诊断:小儿咳嗽。证候类型:阴虚咳嗽。取列缺、照海、大椎、定喘诸穴,并给予沙参麦冬汤加减口服。隔日复诊,患儿家属述患儿咳嗽减轻,取穴大椎、定喘、合谷、太溪,继续口服中药。针刺隔日 1 次,共治疗 5 次后,患儿诸症尽除,咳嗽痊愈。

按:首诊日为甲戌日,患儿来诊时逢己巳时,子午流注纳甲法开穴为隐白,灵龟八法开穴为申脉,飞腾八法开穴为列缺。高玉瑃认为:① 运用时穴法,必须根据病情,适应配穴,才可发挥时穴的疗效。针对本证,故选用列缺。② 运用时穴法时,应先刺时穴,再刺他穴。如运用八脉交会穴时,则先刺完对穴后再刺他穴。③ 左主气,右主血,男主气,女主血,故女子在运用时穴时应先刺右侧开穴,再刺对侧。故本证针刺顺序为:列缺(右)、列缺(左)、照海(右)、照海(左)、大椎、定喘(双)。方中八脉交会穴既能治奇经病,又能治正经病,其取穴方法其实也是根结、本标的临床应用。列缺穴为手太阴肺经络穴,通行表里阴阳之气,邪气在表时可借宣散肺气之功祛风解表,邪气入里时又可借表经之道引邪外出,故具有疏风解表、宣肺理气、止咳平喘之效。照,照射也;海,大水也。照海意指肾经经水在此大量蒸发,具有滋阴清热、通调三焦之功效。列缺与照海二穴相配,共奏滋阴清肺、止咳平喘之功。二诊所选之合谷为大肠经原穴,具有宣泄气中之热、升清降浊、疏风散表之功。太溪为肾经之输穴、原穴,既为肾经经水的传输之处,又具彰显肾经气血本源的特性。二穴合用以滋阴清热。本证治疗无论针、药皆以滋阴清热、宣肺止咳为大法,谨守病机,治疗得当,病自去也。

验案 2

李某,男,2 岁 5 个月,2008 年 10 月 29 日初诊。主诉:咳嗽 4天。患儿于诊前 4 天着凉后出现阵发性咳嗽,夜晚及晨起加重,无痰,鼻塞,流清涕,无发热,患儿家属给予小儿氨酚黄那敏颗粒及川贝口服液口服 3 天,鼻塞症状有所减轻,仍偶流清涕,咳嗽加重,因餐时咳嗽呕吐 1 次,呕吐物为食物,纳差,夜间咳嗽影响睡眠,大便略干,每日 1 次,小便色黄。查看患儿,无发热,面色红润,双肺听诊呼吸音清,舌质红,舌苔黄,指纹紫滞,隐现于风关以内。诊断:小儿咳嗽。证候类型:风热咳嗽。治则:清肺降逆止咳。应先给予大椎、双耳尖放血(7 滴)以泻热,再予针刺,处方:大椎、定喘、天突、尺泽、内庭、二间、四缝。隔日复诊,诉咳嗽较前好转,大便可。未再放血,针刺处方同前,共针 3 次,病愈。

按:小儿素体正气不足,"肺脏尤娇",最易受到伤害,加上调护不当,外感风寒邪气,很快入里化热,上犯于肺,导致肺气失宣发肃降,其气上逆则发为咳嗽。脾胃受累,胃气上逆则发生呕吐。肺与大肠相表里,肺气不宣则腑气不通。纵观舌苔脉象,皆为热象,故治法以清肺降逆止咳为原则。此例为肺(金)实证,根据纳子法应刺本经泻穴尺泽(水),然后再配取表里经的子穴二间(水)和相表里的同名经子穴内庭（水），通过"实则泻其子"以达到调整虚实的目的；另再选取大椎、定喘、天突以清热止咳定喘。诸穴配伍，共奏清泻邪热、降逆止咳之功，效果甚佳。

六、总结体会

小儿咳嗽是中医儿科临床上常见的症状，小儿脏腑娇嫩，外感、内伤诸多因素均易伤肺而致咳嗽，临床上常伴有发热、鼻塞、胸闷气短、干咳少痰或咳嗽痰多等症候群。针灸治疗小儿咳嗽疗效确切。从古至今很多名家都探索和总结了治疗咳嗽的方法和经验，多数医家主张将其分为外感咳嗽、内伤咳嗽，认为咳嗽病位在肺，涉及脾、肾等多脏腑，治疗应分清邪正虚实。许多针灸前辈在治疗咳嗽方面也有很好的个人经验，虽然治疗小儿咳嗽的针灸经验记录得较少，但终可从中汲取经验。如针灸前辈金针王乐亭在治疗咳嗽时，将其分为风寒、风热、肺阴虚、脾阳虚四型，在治疗风寒咳嗽时提倡针灸并用。如针灸大师郑魁山治疗外感风寒的咳嗽时针刺风池、风门、大椎（三穴不留针，烧山火）、后溪（留针 20～30 分钟）；治疗外感风热的咳嗽时选用大椎、陶道、肺俞（三穴先点刺出血）、列缺、合谷（两穴透天凉）。更有现代医家针刺加火罐综合疗法治疗小儿咳嗽的病例报道。这些皆是值得我们学习的宝贵经验。

高玉瑃尤善治小儿咳嗽，认为尽管小儿咳嗽的病因病机复杂多变，涉及多个脏腑，但治法都应以宣肺止咳为要，治疗时首先应分清邪正虚实，辨别外感内伤，再与脏腑辨证相参，尤其注重对肺、脾、肾三脏的调节。高玉瑃选穴组方时重视整体观念，胸有全局；取穴准确，重视骨度；提倡使用子午流注针法，重视针刺顺序与人体气机的配合；重视"治未病"的思想，注意小儿日常的调摄；用药安全，中病即止，这才使得临床疗效非常显著。高玉瑃至今已从事针灸临床 60 余年，不断总结创新，逐渐形成"燕赵高氏针灸学术流派"。以上所总结的高玉瑃对小儿咳嗽的针灸治疗经验，只是其众多的临床治疗经验之一，吾辈记录下来，供大家学习与参考。

参 考 文 献

［1］ 王萍芬.中医儿科学［M］.上海：上海科学技术出版社，1999.

［2］ 傅沛藩，姚昌绶，王晓萍.万密斋医学全书［M］.北京：中国中医药出版社，1999.

［3］ 葛文晶.针刺火罐综合疗法治疗小儿咳嗽的病例报道［J］.针灸临床杂志，2006，22(2)：13.

［4］ 段娟，李宜瑞.李宜瑞教授治疗儿科疾病经验介绍［J］.新中医杂志，2006，38(3)：17－18.

第十二节　小 儿 高 热

小儿正常体温常以肛温 36.5～37.5℃，腋温 36～37℃衡量。通常情况下，腋温比口温（舌下）低 0.2～0.5℃，肛温比腋温约高 0.5℃左右。若腋温超过 37.4℃，且一日间体温波动超过 1℃以上，可认为发热。高热指腋温为 38.5～40℃，也就是说小儿腋温超过 38.5℃判定为小儿高热。

一、病因病机

小儿高热是小儿疾病中常见的病证，发病容易，传变迅速。究其病因，与其独特的生理特点是分不开的。小儿出生后，脏腑娇嫩,形态结构、四肢百骸、筋骨肌肉、气血津液、气化功能都是不够成熟和相对不足。这种体质特点,古代医家早有论述,如《灵枢·逆顺肥瘦》中说"婴儿者,其肉脆血少气弱";《小儿病源方论·养子十法》则说"小儿一周之内,皮毛肌肉、筋骨脑髓、五脏六腑、营卫气血,皆未坚固";清代吴鞠通将这种生理现象归纳为"稚阳未充,稚阴未长",奠定了"稚阴稚阳"学说。正是由于小儿"稚阴未长",故易呈阴伤阳亢,表现热的证候,正如《医学正传·小儿科》中所言:"夫小儿八岁以前曰纯阳,盖其真水未旺,心火已炎。"临床将发热的病因分为外感和内伤两类。外感发热多由六淫及疫毒之邪所致,入里化热,或温热之邪,由表及里,或脏腑功能失调,郁热化火,热势重。内伤发热多因脏腑之阴阳气血失调,郁而化热,热势高低不一。小儿发热应及时诊疗,否则易变生他证。

现代医学根据病程长短将高热分为急性高热和长期高热。一般发热时间超过2周为长期高热。感染性疾病、变态反应等多易引起急性高热;败血症、沙门氏菌属感染、结核病、恶性肿瘤、结缔组织病等多易引起长期发热。由于小儿神经系统发育不完善,故应积极控制高热,以防出现高热惊厥。

二、辨证分型

传统中医学根据病因将发热分为外感、内伤两类。其中外感发热多发病急,热势重,常伴恶寒、口渴、面赤等证,多为实热证;内伤发热多热势高低不一,发病缓,病程长,多伴内伤久病的虚性证候。针对小儿高热,高玉瑲根据多年临床经验,将其分为以下证型:风寒型、风热型、肺热型、胃热型、热扰心神型。并指出五证均以实热为主,治疗应以泻热为首,根据不同的证型提出了不同的泻热之法。

（1）风寒型：高热恶寒，无汗，鼻塞声重，喷嚏，流清涕，周身酸痛，咳嗽，咳白痰质稀，舌苔薄白，脉浮紧。

（2）风热型：高热恶寒，汗出头痛，鼻塞喷嚏，流稠涕，咽痛咽干，咳嗽痰稠，舌苔薄黄，脉浮数。

（3）肺热型：高热，咳嗽喘促，痰黄而稠，咽干口渴，舌红苔黄，脉滑数。

（4）胃热型：高热汗出，口渴引饮，面赤心烦，口苦口臭，舌红苔黄，脉洪大有力。

（5）热扰心神型：高热夜甚，舌绛心烦，甚则出现神昏谵语、抽搐。

三、针灸治疗

高玉瑃认为小儿高热的病因病机复杂多变，发病容易，传变迅速，根据中医理论"急则治其标"的原则，故治疗应以清热祛邪为先，这也符合著名老中医朱良春"先发制病，早用通利"的治疗原则。治标之后，再进行综合分析和概括，以区分病程阶段，辨别病变部位，归纳证候类型，判断病机本质，决定治本之法。

在本病的选穴治疗方面，多选用点刺放血疗法。刺血的作用主要是通过决"血实"、除"宛陈"而达到治愈疾病的目的，因此，刺血多用于实证、热证。但应用刺血疗法应充分考虑患者体质的强弱、气血的盛衰以及疾病的虚实属性、轻重缓急等情况，做到有的放矢，具体如下。

（1）风寒型：先风门、肺俞两穴闪罐，后针刺大椎、风池、曲池、合谷、鱼际。

（2）风热型：先大椎、耳尖放血，后针刺大椎、尺泽、合谷。

（3）肺热型：先大椎、耳尖、少商、商阳放血，后针刺大椎、定喘、尺泽、合谷。

（4）胃热型：先大椎、耳尖、十宣放血，后针刺中脘、天枢、足三里、上巨虚、四缝。

（5）热扰心神型：大椎、十二经井穴依次放血（双少商、双商阳、双厉兑、双隐白、双少冲、双少泽、双至阴、双涌泉、双中冲、双关冲、双足窍阴、双大敦）。

在针刺手法上，高玉瑃重视押手的功能，取穴要求位置准确，对于小儿高热则认为以邪实为主，故针刺行泻法治疗。建议用采血针点刺放血，痛苦小、出血量大，以 7 滴为宜。总之，在小儿疾病的针刺手法上，她认为根据小儿生理特点应采用快针法，随刺随取，不行提插捻转，点到为止，不留针。如果小儿可以留针，也可用提插捻转手法行补泻治疗。另外，高玉瑃十分重视以子午流注针法在临床的应用，如时穴与本病、本证有关则采纳之，反之则不用。

四、治疗特色

高玉瑃出生于中医世家，博览群书，兼收并蓄，对技术精益求精，尊古而不拘泥于古，结合自己心得，而有独创之见。在临床治疗中，高玉瑃选穴精炼，往往也就选择三五穴而已，治疗方式多样，除针刺外，也经常用到拔罐、放血、耳针等治疗，临床疗效显著，究其原因，应该说是与高玉瑃的治疗特色有密切的关系。

（一）取穴准确

人体的腧穴，除了"以痛为腧"的阿是穴无固定的部位之外，十四经腧穴和经外奇穴都有固定的位置，或在"筋骨之侧，陷下为真"，或在"郄腘之间，动脉相应"。取穴之法，有骨度法、同身寸法以及利用体态自然标志取穴等等。按法取穴，才能自然准确而不致差讹。高玉瑃亦认为针灸治病其效果的好坏，除了与辨证、治法、选穴、手法等因素有关，还与所刺腧穴的位置准确与否有极大关系。在治疗小儿疾病时，应嘱咐患儿家长在摆好体位的情况下固定好小儿的肢体，防止小儿乱动、挣扎，以免影响针刺取穴的准确性。医生更应该精神集中，控制好针具，除了稳、准取穴外，还要尽量迅速，以缩短小儿的哭闹时间，减少不适。

（二）选穴相应

高玉瑃针灸时非常重视穴与证相应，穴与穴相应，穴与时相应。此外，高玉瑃还特别重视五输穴的临床应用，认为五输穴的分布排列是标本、根结理论的具体体现。针对小儿高热，实热证型选用点刺放血疗法，取穴大椎、耳尖、十宣、十二井穴放血。其中大椎属督脉，为诸阳之会，总督一身之阳，可清阳明之里，启太阳之开，和解少阳以祛邪外出而主治全身热病及外感之邪；耳尖为多条经脉循行而过之处，故既可以治风也可以治表；十二井、十宣皆在四末，为阴阳经交接之处。以上穴位点刺，具有明显的退热祛邪的作用。风寒型选用风门、肺俞两穴闪罐以起到宣肺解表、祛风散寒之功效。其次选用大椎、风池、曲池、鱼际。早在《诸病源候论》就提出："小儿常须慎护风池，谚云：戒养小儿，慎护风池。风池在颈项筋两辕之边，有病乃治之。"故取风池祛风解表，与诸穴配伍，共奏祛风解表散寒之功效。针对风热型，先行放血疗法，给邪以出路后，再针刺大椎、尺泽、合谷以起到疏风清热的作用。肺热型患儿，除给予大椎、耳尖放血外，再刺少商、商阳放血。此二穴均为井穴，可泻肺经及大肠经之热，尤善治疗咽喉肿痛，可起到立竿见影之功效。后针刺大椎、定喘、尺泽、合谷,有宣肺祛邪、定喘止咳的功用。在治疗上焦病时,高玉瑃曾说过"上焦有病,不治中下二焦",这与吴鞠通所创立的三焦辨证治疗大法中"治上焦如羽,非轻不举"的治则是一致的。小儿高热胃热型临床也很常见,仍先行放血后再针刺中脘、天枢、足三里或上巨虚、四缝。其中中脘、天枢均为募穴,"六腑实满,取相应腹募以泻之";足三里、上巨虚均为下合穴,"治府者,治其合",二穴可起到健脾和胃、通腑泻热的疗效。热扰心神属小儿高热中的急重症,急则治其标,先给予大椎、十二经井穴依次接替放血(双少商、双商阳、双厉兑……双大敦)以开窍醒神、清热泻火,后再针对病因治疗。临床应视病情而定,如考虑病情危重,建议转往上级医院继续治疗。

(三)重视小儿调摄

可参考"小儿咳嗽"一节相关内容。

(四)治疗方法多样

高玉瑃临床针灸治疗时,治疗方法多种多样,不拘一格,总能根据患者的病情选择最适合的治疗方法。她经常开展的治疗除普通针刺外,还有头针、耳针、火针、皮肤针、灸法、拔罐、推拿、放血等疗法。如用耳针治疗急性胃痛,皮肤针、拔罐加针刺治疗带状疱疹,治疗效果颇佳。针对本病,除针刺外,还用到了拔罐、放血疗法。这两种方法皆偏于泻法,高玉瑃特别指出应用放血疗法时必须根据患者的体质状态、气质特点及神气盛衰等情况确定相应的治疗法则,根据人体的高矮、肥瘦、强弱、十二经气血的多少及运行情况来决定刺血的深浅手法及出血量的多少,以免祛邪伤正。高玉瑃对每一种治疗方法都有自己独特的见解,正所谓"尺有所短,寸有所长",然后根据患者的体质状态、气质特点及神气盛衰等情况来确定相应的治疗法则,将多种治疗方法灵活有效地应用于临床实践,做到扬长避短,充分发挥其各有特色。

五、典型验案

验案1

陈某,男,1岁4个月,2014年7月28日初诊。主诉:间断发热5天伴口腔溃疡2天。患儿5天前无明显诱因于傍晚出现高热,体温39℃,夜间给予布洛芬滴剂口服,热退。第二日晨起37.8℃,查看扁桃体存在滤泡,查血常规未见明显异常,后给予中药灌肠,间断高热。第三日查看患儿口腔,舌面溃疡多处,患儿纳差,精神尚可,舌苔厚腻,大便偏干、量少,给予刮痧、拔罐治疗,仍间断发热,寻求中药治疗,给予清热利湿免煎中药,仍间断高热。第四日继续口服中药,仍间断高热,体温最高达39.5℃。中医方法用尽,第五日,由家长带来就诊。查看患儿,体态适中,精神尚可,面色微黄,舌面及口腔溃疡多处,体温39℃,指纹已邻近气关,颜色深红。详细询问病史,患儿平素食量较大,不爱吃蔬菜水果,大便量少、偏干。诊断:小儿高热。证候类型:胃热型。

先予大椎、耳尖、十宣放血,后针刺中脘、天枢、上巨虚、四缝,均为点刺,不留针。四缝穴点刺后挤出少量黄白色透明样黏液和出血,以四指皆有。针刺完毕后,嘱患儿家属近日给患儿以小米稀粥为主,减少奶粉、鸡蛋的摄入。隔日复诊,患儿热势较前减低,体温波动在36.8~37.6℃之间,未予放血。因于上午辰时来诊,根据子午流注纳支法,此时开厉兑,高玉瑃认为:如用泻法开井穴时,可用荥穴来代替;如用补法开井穴时,可用合穴来代替。故本病案采用了内庭穴泻胃经实热,另加中脘、天枢、足三里、四缝点刺,继续饮食控制。隔日三诊,患儿已不发热,继续给予上述穴位针刺。后随访,患儿痊愈。

按:患儿平素食量偏大,无节制的饮食是伤害脾胃最常见的病因。"饮食自倍,脾胃乃伤。"过饱、过食肥甘厚味及不洁的饮食、无规律的饮食均易伤及脾胃,引起食滞、湿阻、气滞等,而食滞、湿阻、气滞日久均可化热,故本病临床表现为高热、口腔溃疡、大便干且量少、指纹已邻近气关、颜色深红等一派胃实热征象。治疗给予大椎、耳尖、十宣放血以泻热,给予中脘、天枢、上巨虚、足三里、四缝等穴既能通腑泻热,又可顾护脾胃,起到了釜底抽薪之功效,治疗效果良好。

验案 2

连某,女,5岁,2008年8月10日初诊。主诉:高热2天伴咽痛1天。患儿2天前无明显诱因突发高热,鼻塞流浊涕,头痛,咽痒,口渴喜饮,体温39.8℃,自行口服健儿清解液,并小儿退热栓肛纳,患儿体温下降,症状未缓解。第二日下午,患儿热势上升,体温40℃,咽痛明显,并出现咳嗽声重、无痰、大便干、小便黄,继续上述治疗,夜间热退。但后半夜起热势又开始上升,于发病第三日来诊,查看患儿可见扁桃体红肿,咽部充血,不恶风反恶热,舌苔薄黄或黄厚,舌质红,脉浮而快,体温38.9℃。诊断:小儿高热。证候类型:风热型。随即给予大椎、耳尖、少商、商阳点刺放血,后针刺大椎、尺泽、合谷。随证给予中药汤剂银翘散加生石膏、知母、蚤休口服。并嘱患儿家属勿让患儿贪凉,也不要过热,饮食宜以易消化为主。隔日复诊,患儿体温正常,咽痛症状消失,偶有咳嗽,查看扁桃体红肿较前减轻。考虑余邪未尽,再次给予针刺大椎、尺泽、合谷1次,并嘱继续口服汤药2剂巩固治疗。后痊愈。

按：患儿发病正值长夏之季，此时夏季室外闷热，室内空调较为凉爽，室内外温度不定，也易感受风热邪气而患病。《诸病源候论·风热候》曰："风热病者，风热之气先从皮毛入于肺也。肺为五脏上盖，候身之皮毛，若肤腠虚则风热之气先伤皮毛，乃入肺也。"故见鼻子堵塞流浊涕、咳嗽声重，或有黏稠黄痰、头痛、口渴喜饮、咽红、咽干或痛痒等症状，治宜辛凉解表、发散风热。针对本证，除选用大椎、耳尖放血以疏风清热退热，还选用少商、商阳放血以泻热治疗咽喉肿痛，后给予大椎、尺泽、合谷共奏发散风热、宣肺解表之功，并给予中药汤剂口服以加大疏风清热之功效，事实证明治疗效果颇佳。

六、总结体会

小儿高热是小儿临床疾病中常见的症状，既可作为一种疾病单独发作，也可作为其他多种急慢性疾病的兼症出现。针灸治疗高热疗效确切，只是随着临床抗生素的应用，使针灸的临床应用范围越来越小。中国工程院院士、著名的抗感染专家钟南山教授曾提到，国人因滥用抗生素造成的耐药后果相当严重，而儿童是滥用抗生素恶果中最大的受害者。由于儿童的各种器官发育还不成熟，抗生素很容易残害或潜在地残害儿童的身体器官，特别是容易导致肝功能和肾功能的损害，因为很多抗生素都是通过肝脏和肾脏代谢的；滥用抗生素还会增加儿童对药物的过敏反应，容易导致儿童二重感染、真菌感染以及湿疹、哮喘等疾病。但我们也应当承认，现代医学的飞速发展，对于控制病情、改善临床症状、促进痊愈起到了功不可没的作用，如支气管镜行支气管肺泡灌洗术治疗顽固性发热的儿童大叶性肺炎取得了很好的疗效。就中医学来说，自古至今,对于小儿高热的论述,中药处方较多,针灸治疗较少,且历代针灸大师对于小儿高热的临床经验论述皆不多,就更难有经验可借鉴。作为一代针灸人,将针灸治疗记录下来,是吾辈之责任。

高玉瑃善治小儿疾病,尤其善于针药并用治疗小儿疾病。针对小儿高热来讲,高玉瑃认为尽管小儿高热的病因病机复杂多变,但治法都应以泻热祛邪为主,并强调"急则治其标,缓则治其本"的原则。在辨证方面,高玉瑃有自己独特的认识,选穴组方时除泻热外,更重视对脏腑阴阳平衡的调理;提倡使用子午流注针法,重视针刺顺序与人体气机的配合,临床治疗效果明显。

参 考 文 献

[1] 傅沛藩,姚昌绶,王晓萍.万密斋医学全书[M].北京:中国中医药出版社,1999.

[2] 万力生.谁搞垮了孩子身体[M].北京:人民卫生出版社,2010.

[3] 徐绿萍.浅论取穴准确的重要性[J].针灸临床杂志,2001,(11):50-51.

[4] 王来成,王慧丽,赵瑜.支气管镜治疗顽固性发热的儿童大叶性肺炎[J].临床医学,2015,35(3):38-39.

心得心悟篇

高玉瑃在多年的针灸教学及临床工作中,对现在针灸治疗中的很多问题都有所心得,这些虽然还不能上升到学术思想或针灸理论的高度,但对于临床工作亦有所帮助。如其对灸法中舌脉作用的认识、对于奇穴的理解及运用、对于针刺补泻方法的认识和运用、对于用针顺序在治疗中的重要性的理解等,这些虽然多数都是针灸治疗中的细节,但往往细节对针灸疗效产生了重大的影响。本篇所述正是高玉瑃对于这些问题的临床感悟和经验。此外,在本篇的最后还对燕赵高氏针灸学术流派的传承脉络及发展情况进行了较为详细的介绍,以便大家对本流派能有一个初步的了解。

第一节　重视舌脉　辨证施治

高玉瑃认为,人体是一个有机整体,局部和整体之间相互制约、相互协调。因此,治疗疾病要胸怀全局,注意对整体的调节,避免"头痛医头,脚痛医脚"。在针灸治疗原则中便有"以左治右,以右治左""病在上者下取之,病在下者上取之"等,这都是在整体观念指导下而确定的。高玉瑃还指出要用动态的观点去诊疗疾病。疾病的过程是一个不断运动变化的过程,一切病理变化都是阴阳矛盾运动失去平衡,出现了阴阳偏盛偏衰的结果,因此治疗的原则与方法也要跟随疾病的发展、转归而发生调整,根据"未病先防、已病防变"的中医理论,应用运动的观点去处理健康和疾病的矛盾,调节人体阴阳偏颇而使之处于生理活动的动态平衡。此外,高玉瑃更重视辨证观念,认为中医学的辨证观念指导着人们从整体、全面、运动、联系的观点去认识健康与疾病。总之,中医临床诊治疾病,无论用药还是用针,都应坚守中医学理论体系的三大基本特点——整体观念、恒动观念、辨证观念,这才是中医本身固有的特色,也只有这样才是在中医理论体系指导下的中医针灸。笔者跟师数年,有幸直面聆听老师的教诲,并亲身体会老师的治疗特色,兹将其部分针灸临床经验略记录如下,以供学者互参。

一、四诊合参,重视舌脉

高玉瑃认为中医诊病必须结合致病的内外因素加以全面考察,对任何疾病所产生的症状都不能孤立地看待,而应联系到四时气候、地方水土、生活习惯、性情好恶、体质、年龄、性别、职业等,运用望闻问切的方法,全面了解病情并加以分析研究,把疾病的病因、病位、病性及致病因素与机体相互作用的反应状态概括起来,然后才能做出正确的诊断。故《素问·疏五过论》曰:"圣人之治病也,必知天地阴阳,四时经纪,五脏六腑,雌雄表里,刺灸砭石,毒药所主,从容人事,以明经道,贵贱贫富,各异品理,问年少长,勇怯之理,审于分部,知病本始,八正九候,诊必副矣。"人体的局部与整体是辨证的统一，人体的任一相对独立的部分都寓藏着整个机体的生命信息，所以人体某一局部的病理变化往往蕴涵着全身脏腑气血阴阳盛衰的整体信息。如舌通过经络直接或间接与五脏相通。《临证验舌法》曰："查诸脏腑图，脾、肝、肺、肾无不系根于心。核诸经络，考手足阴阳，无脉不通于舌，则知经络脏腑之病，不独伤寒发热有苔可验，即凡内伤杂证，也无一不呈其形、著其色于其舌。"可见舌就相当于内脏的缩影。再如脉象的形成与五脏的功能活动有关，而且五脏与六腑相表里，脉象的变化也可反映六腑的变化。总之，"四诊合参""审察内外"就是整体观念在诊断学上的具体体现。

　　四诊属不同的诊察方法，是分别从不同的角度来检查病情和搜集临床资料，故各有其特定的具体内容，不能相互取代。例如病史搜集，头痛与否、饮食睡眠的情况……只有通过问诊才能得知；脉象的情况，只有通过切诊才能得知；神、色、形、态的情况，只有通过望诊才能了解等。高玉瑃在临床十分重视四诊合参，无论男女老幼，均仔细收集四诊资料。她在诊断治疗小儿疾病的过程中，以80岁高龄仍亲力亲为，细致入微地查看患儿痰、涕的质地颜色与便、尿的色泽气味等。同时高玉瑃还善于将听诊、化验及影像学检查等诊查方法取得的疾病信息资料充实到四诊中来，由此才能做到万无一失。

　　早在《黄帝内经》中就记载："色脉者，上帝之所贵也，先师之所传也。上古使僦贷季，理色脉而通神明，合之金木水火土、四时、阴阳、八风、六合，不离其常，变化相移，以观其妙，以知其要，欲知其要，则色脉是矣。"认为色脉的诊查方法是诊病的关键。自从王叔和以后，脉诊和舌诊都有很大的发展。高玉瑃在临床尤其重视舌脉，认为舌诊、切诊独具特色，在对某些本质与现象不一致的病证进行诊断时,就可以抓住足以揭示疾病本质的一症一脉一舌,对其做出正确的诊断。曾有一患者,9月份来诊,自诉恶寒重,夏日睡觉仍盖厚被,浑身发冷,但头上汗出,四肢厥冷,经多处治疗效果不理想。望患者身穿厚棉袄,头戴厚棉帽,脖围厚围巾,缩脖哈腰,一派形冷之状,但细望面色红润,声高语粗,精神尚可,口渴喜冷饮,饮后渴不解,气促而喘,口气臭秽,小便短赤,大便燥结,舌红,苔黄燥,脉沉而有力。观前医之方无非是温阳药物为多。高玉瑃通过舌脉并结合其他二诊信息,辨证阳明腑证,治当急下存阴。方用大承气汤加减,并给予针刺以清热理气、通导肠腑,穴选天枢(双)、曲池(双)、支沟(双)、内庭(双)。针药结合治疗5次后患者痊愈。由此一例便看出望舌与切脉的重要性。因此,哪怕工作再忙,患者再多,高玉瑃也坚持每一位就诊患者亲自把脉、望舌,从不倦怠。高玉瑃经常教导学生,针灸和开中药一样,每次下针之前都应根据患者的四诊情况来指导治疗选穴,不管患者是昨天来过,还是上午来过,都要认真收集四诊资料,来判断疾病的病位、性质和邪正盛衰,推断疾病的进退预后,做到心中有数。因此,四诊合参对于全面了解病情,识别真伪,探求本原,具有非常重要的意义。

二、辨证精准,因证施术

辨证就是认识、分析疾病本质的过程,是中医认识和诊断疾病的方法。辨证的过程就是在中医基本理论指导下,结合四诊所了解到的症状、体征等临床表象进行综合分析,辨明其内在联系,推断其病因、病位、性质及正邪盛衰和疾病的发展趋势等方面的情况,从而做出诊断的过程。中医的辨证方法很多,有八纲辨证、气血辨证、脏腑辨证、三焦辨证、六经辨证、经络辨证等。其中八纲辨证是各种辨证的总纲,每种辨证方法又各具特点,各有侧重,各种辨证方法总体来讲是相互联系、相互补充的。掌握这些辨证方法的基本内容和特点,并通过临床实践加以灵活应用,是十分必要的。辨证论治是中医理论的特色之一。辨证和论治,是中医诊治疾病过程中相互联系、不可分割的两个部分。辨证是论治的前提和依据,论治是根据辨证的结果确定的相应治疗方法。临床上只有辨证正确,采取恰当的治疗方法,才能取得预期的疗效。

高玉瑃在临床时十分重视辨证,无论用药还是针灸,无不以辨证为先。高玉瑃认为疾病的发展纵然千变万化,错综复杂,但总不离脏腑经络的病机变化。针灸治病,首先应辨清病因、病位、病在何经及属何腑、是经病及腑还是腑病及经、是初病及经还是经腑同病,然后再辨阴阳表里、寒热虚实,选取适当的主穴、配穴,施以补泻凉热等手法,达到治疗的目的。有一病案记忆深刻,患者怀孕 8 个月,来诊时诉前日吃完羊肉后今晨起后出现左下智齿处疼痛,疼痛逐渐加重,张口不利,左下颌微肿胀、稍热,伴口干口苦,大便干燥,舌红苔黄,脉滑数有力。辨证为胃火牙痛,取穴颊车(右)、下关(右)、合谷(右)、内庭(双),留针 40 分钟。患者起针后自觉症状减轻,2 小时候后牙痛症状全无。高玉瑃在诊断治疗此病中,根据病因、病位、临床症状、舌脉等综合分析辨得胃火牙痛证,并根据辨证制定了相应的治则治法,通过 1 次治疗,即显明确效果。需要注意的两点是:其一,此病用到巨刺疗法,是高玉瑃临床常用的针刺方法,其他章节已有详细论述,在此不再赘述;其二,此为孕妇,用到禁穴合谷,高玉瑃认为,单单合谷一穴平补平泻一般不会导致滑胎早产,可放心使用。

高玉瑃临床治疗方式多种多样,经常用到的除针刺外,还有灸法、拔罐、火针、耳针、梅花针等,对于治疗方式的选择,也有很多自己的临床体会。

例如灸法,灸法可以说是流传已久,无论是治病还是养生,古代医家广泛地应用灸法于临床,拥有了丰富的实践经验。早在《扁鹊心书》中即指出:"人于无病时,常灸关元、气海、命门、中脘,虽未得长生,亦可保百年寿矣。"时至今日,灸法仍是广大群众所喜爱的行之有效的养生方法。

《素问·阴阳应象大论》明确指出:"阳胜则热,阴胜则寒。"《素问·至真要大论》中又提出了"寒者热之,热者寒之"的治则,这句话告诉我们,如疾病可辨寒热,则应选取相应的治则来进行调整。高玉琤认为灸法可温通经络、祛除寒邪,回阳固脱、补气固本,行气活血、散瘀消肿。总体来讲,灸法对慢性病、虚寒等证较为适合,故其可用于治疗寒邪所致的疾患和阳气虚脱证、中气下陷证、气血凝滞之痛证、寒性疖肿等疾病。高玉琤在临床中一再强调,《伤寒论》中提到的"微数之脉,慎不可灸,因火为邪,则为烦逆,追虚逐实,血散脉中,火气虽微,内攻有力,焦骨伤筋,血难复也",也就是说灸法的使用是有特定适应证的,是要通过四诊合参后诊断为虚寒证方可使用。高玉琤在临床上灵活应用灸法,临床疗效显著,如运用三伏灸法治疗风寒湿型痹病(类风湿关节炎早期),效果极佳。曾有一病案,患者宋某,女,43 岁,2006 年 6 月初诊,已确诊类风湿关节炎 1 年余,曾多处诊治,病情无明显好转,就诊时主要症状:双腕关节、双踝关节及多掌指关节肿胀疼痛,活动不利,晨僵,发凉怕冷,舌淡,苔白,脉沉无力。诊断:痹病(尪痹)。患者关节虽肿胀但未变形,属轻型,可给予三伏灸法。即选取每伏的第一天,予督脉和膀胱经腧穴隔独头蒜及麝香施灸,灸选用小艾炷,每穴 3 壮,3

年为一疗程。该患者分别于 2006 年、2007 年、2008 年三伏天来接受治疗。治疗 1 年后,患者关节肿胀疼痛明显减轻,活动不利好转,晨僵明显减轻。连续治疗 3 年后,患者无关节肿胀疼痛,活动好,无晨僵,实验室检查未见明显异常,达到治愈的标准。高玉瑃虽临床运用灸法时十分谨慎,但仍"该出手时就出手",对需要灸法的患者,灸量也是惊人的,曾给予虚喘患者关元穴 80 壮灸量。另外,高玉瑃推崇养生,提倡灸法保健,建议女性在 50 岁左右时给予足三里穴的瘢痕灸法,称其可益寿延年。此法更是其亲身实践过的,如今高玉瑃虽 88 岁高龄仍能勤于临床,跟其注重养生保健是密切相关的。

总之,高玉瑃重视四诊合参,特别重视舌脉,只有这样才能全面了解病情,识别真伪,探求本原,这是整体观、恒动观在临床应用的充分体现。此外,高玉瑃对辨证论治也十分重视,认为辨证论治实质上就是整体治疗观的体现,无论是处方用药还是选穴用针,都应在中医基础理论的指导下进行,都应遵循中医理论的基本特色,通过辨证,制定治则,选用适合的治疗方法才能达到事半功倍的效果。

第二节　巨刺缪刺　因证施治

起初在跟随高玉瑃进行针灸临床学习过程当中,一些中风及面瘫患者经常问我:"我左侧有病,高主任为什么给我扎右边?"不仅是患者,我自己心中也存在着这样的疑问。特别是有一些疼痛的患者,如肩周炎、腰扭伤、落枕等,高玉瑃在患者病变对侧进行针刺治疗往往能达到针入痛减的效果,很多急性痛证经过一次治疗竟能获得痊愈，患者叹为神医，实在是神奇！这也使我对这种"左病治右，右病治左"的针刺方法更加好奇。后来为此事专门请教："为什么不在病痛的同侧循经取穴进行针灸，而针刺对侧一些看似毫不相关的部位，而且还能取得疗效？"高玉瑃听后笑了，说："你上学是不是没太用功呀？针刺病患对侧治疗疾病的原因很多，我针刺病患部位对侧多是因使用的是巨刺法和缪刺法。这个我先不讲，你自己先看看《黄帝内经》补补课，有一定认识后我们再探讨。"于是在我仔细地阅读了《黄帝内经》中关于巨刺法和缪刺法的论述，又查阅了所能获得的相关文献后，重新向高玉瑃请教该问题，这时高玉瑃才结合自己多年的临床经验为我进行了深入浅出的解释，使我受益匪浅。以下所录就是高玉瑃对这两种针法的认识和使用经验。

一、经络的左右交通是巨刺与缪刺的基础

高玉瑃认为真正要运用好一种针法，一定要先明白其中的原理，在刚刚学习时不理解其中的原理而只是照猫画虎的模仿是可以的，但要想真正掌握它，达到灵活运用且用之有效，就必须对该针法的实质有深刻的了解才行。那么巨刺与缪刺的基础是什么呢？简而言之就是人体经络的左右交通。经络之间并非是割裂的互不相连的，而是一个如环似网的整体。正常人体左右两侧的经络在内通过脏腑相互连接、沟通，如《灵枢·海论》曰"十二经脉者，内属脏腑，外络肢节"；在外又通过督脉、任脉相互连接，左右沟通，如手足三阳经都交会于督脉的大椎，足三阴经都交会于任脉的中极、关元；此外，很多经脉本身还左右交叉循行以交通经气，如手阳明大肠经"入下齿中，还出夹口，交人中，左之右，右之左"。由于循

行分布于人体左右两侧的经脉通过这些方式交相沟通,因此就使左右两侧经气能够相连,这样才能保证在正常生理状态下人体内外、上下、左右、前后的气血可以交互流动,以达到多个方面的阴阳平衡,从而更好地维持人体生理机能的正常。当机体由于某种原因处于失衡状态的时候,身体就会出现一侧气血偏盛偏衰。治疗时可通过针刺对侧肢体以调整气血的偏盛偏衰,力求恢复机体原有的平衡状态,从而达到《素问·至真要大论》所说的"谨察阴阳所在而调之,以平为期"的治疗目的。而巨刺、缪刺也正是根据人体经络左右相互交通的这一特点来治疗疾病。

二、巨刺与缪刺关系紧密

高玉瑃认为巨刺与缪刺两种刺法原理相近,联系紧密。高玉瑃指出,《素问·缪刺论》"夫邪之客于形也,必先舍于皮毛,留而不去,入舍于孙脉,留而不去,入舍于络脉,留而不去,入舍于经脉,内连五脏,散于肠胃,阴阳俱感,五脏乃伤。此邪之从皮毛而入,极于五脏之次也,如此则治其经焉"所讲的是一般疾病的常规发展变化情况,治疗时按常规治疗即可。之后紧接着就详细阐发了缪刺的适用情况:"今邪客于皮毛,入舍于孙络,留而不去,闭塞不通,不得入于经,流溢于大络而生奇病也。夫邪客大络者,左注右,右注左,上下左右与经相干,而布于四末,其气无常处,不入于经俞,命曰缪刺。"这段话的大意是说邪气侵袭人体之后,没有经过正常途径进行传变。从皮肤入络脉后,由于络脉闭塞不通,邪气流行充斥于大络,但并没有循正常途径进入经脉,只是于躯体上下左右交相流注,产生患者躯体一侧的病变。并且该邪气分布于肢体的末端,与经相干,但不入于经脉腧穴,也无固定停留场所,这时可以进行缪刺法治疗。而巨刺之法的适用情况依据《素问·缪刺论》记载为"邪客于经,左盛则右病,右盛则左病,亦有移易者,左痛未已而右脉先病,如此者,必巨刺之,必中其经,非络脉也"。高玉瑃根据以上两段论述结合自己多年的临床实践提出巨刺法所针对的适用情况有一部分是由于需要缪刺的"奇病"未能治愈从而由健侧络脉进入健侧经脉当中并影响了患者健侧的脉象,从而转变成了巨刺的适应证。因此高玉瑃十分赞同黄元御在《素问真解·缪刺论》中所提出的"缪刺即巨刺之浅者也"的看法,认为巨刺与缪刺两者联系紧密,原理相似,只是根据病邪的深浅不同,而针刺的深浅及部位不同而已。并认为有一部分巨刺的适应病证是由缪刺的适应病证进一步发展而来的,巨刺本身是缪刺根据病情发展变化的需要而进一步调整针刺方法的结果。

尽管有些巨刺证是缪刺证的发展变化,但由于疾病本身已经有了变化,因此相对应的刺法也有明显的区别。巨刺与缪次的共同点都是左病刺右,右病刺左,但针刺的部位、深度以及针刺的手法却有很大的差异。缪刺是病在络脉,病邪尚未深入,并且邪气多布散在肢体的末端,治疗时多采用刺络放血的方法和在四肢末端针刺或放血的方法。巨刺是病入经脉,病邪已经较在络脉时更加深入一步,因此针刺时一定要刺中经脉,针刺部位多在各经腧穴上,并且针刺深度较刺络脉时更深。因此有人提出巨刺之名的得来是因为巨刺与缪刺相比刺入更深、用针更重之意,所以用"巨"字来命名。高玉瑃对此种说法并未做任何评断。高玉瑃认为:巨刺与缪刺两种刺法从目前常用于治疗的病种和实际临床疗效上来看有很大差别。缪刺法虽然在《素问·缪刺论》中所提到的病种较多,包括疼痛性疾病、五官疾病及内脏疾病,但目前实际应用最多的是疼痛性疾病，其他所提的疾病应用较少。巨刺法目前应用较多的除疼痛性疾病外，一般内科疾病如中风、面瘫等应用也比较多，这可能是因为巨刺法的使用时机可凭脉判断，因此有章可循，而缪刺法的使用时机比较模糊、不易掌握。从疗效上看，缪刺法使用得当的话多数见效很快，《素问·缪刺论》多用"立已""如食顷已""数日已"等来形容，临床实际也是如此，往往患者有针入痛止之效。而巨刺法一般疗效相对稍慢，需要按疗程耐心治疗。高玉瑃认为这种疗效的差异与在络之病浅和在经之病深有关。

三、巨刺法与缪刺法运用时机的确定

高玉瑃认为缪刺法使用的时机不易确定，很多时候是需要大量临床经验作为支持才能运用较为准确。这一特点在《素问·缪刺论》中也有体现，如其中有这样一段记载："帝曰：愿闻缪刺奈何？取之何如？岐伯曰：邪客于足少阴之络，令人卒心痛，暴胀，胸胁支满，无积者，刺然谷之前出血，如食顷而已。不已，左取右，右取左。病新发者，取五日已。"从文字中看，应为先以非缪刺法针之"不已"后又以缪刺法针之"左取右，右取左"才获得"五日已"的疗效。类似的描述在该篇还有一些，说明《黄帝内经》时期对缪刺法使用时机的判断也不是总能一步到位，有时也可能出现判断失误而先使用其他针法一击未中，后又改用缪刺法治疗。高玉瑃对此十分感慨：中医学来源于实践，这种一边治疗一边进一步分析和认识疾病的情况是临床中普遍的现象，古人如实地记载在医学经典中，正体现出古代医家治学严谨的风范，真正做到了"文章不写一句空"，如此才锻造出了这些千古流传的经典。高玉瑃提出，《素问·缪刺论》最后所提到的"治诸经刺之，所过者不病，则缪刺之"以及《素问·调经论》中"身形有痛,九候莫病,则缪刺之"两句可以看作是对缪刺法应用时机的陈述,但实际临床应用时由于很多疾病停留在络脉的时间很短就深入到经脉之中了,因此很难把握,需要通过大量的临床实践和思考才能真正对缪刺法的使用时机切实有所领悟。

关于巨刺法应用时机的把握,按照《素问·调经论》中"身形有痛,九候莫病,则缪刺之;痛在于左而右脉病者,巨刺之"所言是凭脉判断的,也就是说病痛一侧脉象正常,而病痛对侧出现了相关的异常脉象,就应当使用巨刺法。单单以此段论述来讲,判断使用巨刺法的时机就很简单,只要知道症状,会判断脉象,就可以轻松搞定。但高玉瑃认为有一部分巨刺的适应证是缪刺适应证发展而来,因此如果没有对缪刺时机的理解和判断,仅凭一时脉象和症状来妄下断语,实在只是断章取义,难免增大失误的概率。比如临床经常遇到患者平素两脉就有差异或还有其他疾病导致脉象异常,那么如何判断是否应当使用巨刺法呢? 这就需要掌握巨刺法适用情况的来龙去脉才行。因此高玉瑃主张应当将《素问·缪刺论》中"邪客于经,左盛则右病,右盛则左病,亦有移易者,左痛未已而右脉先病,如此者,必巨刺之,必中其经,非络脉也"的论述与《素问·调经论》中的论述合参才更加全面,尤其是对"亦有移易者,左痛未已而右脉先病,如此者,必巨刺之"一句要重点研究。高玉瑃指出最初巨刺法是用在疾病左右将要"移易"的时候,这时病将移未移、将变未变,但脉相已经有所变化,可用巨刺防止疾病变动而迅速痊愈。这种"移易"既包括缪刺证的由络脉进入经脉的传变,也包括经刺证时邪气在经脉中的左右移动。巨刺法就如同《伤寒论》中所记载的"若欲作再经者,针足阳明,使经不传则愈"的道理是一样的。现代用法多将针刺健侧腧穴笼统称为巨刺法也有一定道理，虽然与经典记载的含义有所不同，但已经被针灸界广泛接受。高玉瑃也一向主张凭脉施针，认为凭脉相确定针灸患侧还是健侧多数情况是可取的，但应当将其中的道理彻底搞通，以减少失误。

四、巨刺法与缪刺法具体操作的异同

高玉瑃认为巨刺法和缪刺法由于使用时机不同，依其原理必然会有不同的刺法及选穴要求与其相适应。《灵枢·官针》指出"巨刺者，左取右，右取左"，而《素问·缪刺论》中介绍的缪刺之证均标注有"左取右，右取左"。由此可见，巨刺、缪刺二者在取穴上皆为左取右、右取左。但由于巨刺是治疗邪在经脉而缪刺是治疗邪在络脉，因此巨刺是刺经脉，相对缪刺而言需要深刺、重刺；缪刺是刺络脉，需浅刺、轻刺。在针刺部位上，高玉瑃认为巨刺法多在具体腧穴上进行针刺，缪刺法则由于邪客大络者有"左注右，右注左，上下左右，与经相干，而布于四末，其气无常处，不入于经俞"的特点，一般不针刺腧穴，而多是在健侧肢体末端井穴周围或健侧肢体有瘀络的部位进行针刺或放血。如《素问·缪刺论》中"邪客于足太阳之络，令人头项肩痛，刺足小指爪甲上与肉交者各一痏，立已""邪客于五脏之间，其病也，脉引而痛，时发时止，视其病，缪刺之于手足爪甲上，视其脉，出其血"及"有痛而经不病者缪刺之，因视其皮部有血络者尽取之"等论述，就是说的这种情况。因此高玉瑃在使用缪刺法时多用刺络放血的方法，放血的部位多在下肢井穴附近及下肢膝关节以下的瘀络处，并通过脉诊、问诊和望诊来确定针刺部位。

巨刺法在选穴时多选择经穴治疗，也不固定在下肢末端，往往根据问诊、脉诊和触诊来确定所取穴位。这其中脉诊是关键所在。《素问·调经论》"身形有痛,九候莫病,则缪刺之;痛在于左而右脉病者,巨刺之"就是讲的通过脉诊来区分是应当用巨刺还是用缪刺。高玉瑃临床治疗时素来重视脉诊,认为脉诊可直接反应经脉中气血变化的情况,而针灸就是靠调节经脉气血来治疗疾病的,因此脉诊对针灸治疗有特殊的指导意义。高玉瑃强调"凡将用针必先诊脉",并且主张不但要在针刺前诊脉,还要在针刺中及针刺后进行诊脉以对比脉象变化,由此来确定是否进行了正确的选穴和操作,尤其在行补泻之法时更是需要注意患者脉象的变化。因此高玉瑃认为使用巨刺法时必须要注意脉象的变化,尤其是在首次治疗前、治疗中以及治疗结束后,都应该对比两侧脉象。这样做一方面可以确定该病是否适合使用巨刺法及治疗时所选用的穴位和操作手法是否合适,另一方面还可以对治疗的效果及预后有一定的评估,从而做到心中有数。

五、缪刺与巨刺的临床应用

高玉瑃在临床中运用巨刺法和缪刺法主要治疗疼痛性疾病及躯体活动功能障碍,如中风半身不遂、口眼㖞斜、肩周炎、偏头痛、坐骨神经痛、肋间神经痛等。现将高玉瑃在治疗中风、面瘫及疼痛性疾病中应用巨刺法和缪刺法的常规方法做以下简述。

(一)中风偏瘫,分期巨刺

古人在针刺治疗中风偏瘫时常用双侧取穴法,即先针刺健侧穴位以鼓舞正气,然后针刺患侧穴位以驱除邪气,正如《扁鹊神应针灸玉龙经》曰:"中风半身不遂,先于无病手足针,宜补不宜泻,次针其有病手足,宜泻不宜补。"现代也有一些大夫继承并保留了这样应用的方法。那么针刺健侧如何鼓舞正气,针刺患侧又如何驱除邪气,从而达到两侧的一致与平衡呢?高玉瑃根据临床实践认为这除了与补泻的手法有密切关系外,还与针刺健侧肢体可以使患侧针感加强有关。在临床上很多中风患者患侧针感和对针刺的反应是异常的。有的患者针患侧时不易得气,患者也无明显的酸、麻、重、胀等针感,甚至连针刺的痛感都不明显。这时先针刺健侧就可在一定程度上改善这种现象,使患侧针刺较容易得气,并且使患者较易获得一定的针感,产生较好的疗效,并能起到一定的良性心理暗示效果。有的患者患侧肢体过于敏感和紧张,针刺之后很容易产生痉挛和颤抖,从而增加弯针断针的风险。此时完全可以只针刺健侧,或先针健侧再针患侧。那么何时适合采用针健侧的巨刺法呢?当然最主要的根据还是患者的脉象。高玉瑃指出,健侧脉象如有异常则必针健侧,如健侧脉相无异常可根据治疗需要酌情针刺健侧。在临床实际工作中,高玉瑃根据《灵枢·刺节真邪》"虚邪偏客于身半,其入深,内居营卫,营卫稍衰,则真气去,邪气独留,发为偏枯"的论述,对中风软瘫期患者采取补健侧、泻患侧的方法,目的是借健侧之正气行患侧之经气。由于健侧肢体气血运行相对充足,故通过针刺健侧穴位更易激发经络气血,在发挥局部针刺效应的同时改善机体内环境,调整脏腑气血,补虚泻实。随着患肢气血渐复,则采取患侧快针、健侧留针的方法治疗,以平衡阴阳,疏通经脉。这种以气血盛衰为依据,通过四诊合参谨察患者肢体左右的气血盛衰情况而分期论治的方法,正是高玉瑃对巨刺法的原理深刻理解并灵活运用的体现。

(二)治疗面瘫,分清虚实

高玉瑃在治疗面瘫时,也非常推崇"巨刺法",认为面瘫发病时面部两侧经气不平衡,即患侧经气不足,健侧经气相对过盛,而经络左右交叉运行,左右两侧经络通过脏腑和奇经八脉相沟通,因此针刺健侧穴位可以调动其经气,驱散患侧同经之邪气,以达到疏通经络、调和阴阳、恢复面部左右经脉平衡的作用。在急性期治疗时一般只采用巨刺法,只针健侧不针患侧,这样治疗首先可以避免由于刺激患侧面部、加重神经周围水肿而使患者产生疼痛不适。另一方面,按照《灵枢·经筋》中"卒口僻……颊筋有寒则急,引颊移口"的论述,面瘫时虽然瘫痪在左,但实为右颊有寒邪稽留所致,反之面瘫在右,实为左颊有寒邪稽留所致。这正符合缪刺和巨刺适应证的发病原理,面瘫一侧感受风寒之后,流转到对侧稽留不去,从而引起面瘫发作,因此早期在健侧针刺有直接驱散风寒之邪的作用。到恢复期后,高玉瑃主张两侧配合治疗,泻健侧补患侧,意在损其有余、补其不足,使经脉调和,气血调畅。如此治疗不但可以提高疗效、缩短疗程,还能最大限度减少患者痛苦。此外高玉瑃还着重指出在治疗面瘫的过程中,尤其是在后期,要重视比较患者两侧脉象的变化,并以此为依据调节经脉气血,一旦发现健侧脉相出现异常,则一定要针刺健侧以阻断移易,防止倒错现象或健侧面瘫的发生。

(三)痛症治疗,效如桴鼓

高玉瑃常说巨刺和缪刺见效最快的疾病当属痛症。对于各种疼痛性疾病,各家的经验基本都是在健侧进行针刺和放血治疗。多数疼痛性疾病都是使用巨刺和缪刺进行治疗的。各种扭伤及其他软组织损伤的疼痛,由于本身损伤的多是络脉,因此使用缪刺进行治疗的特别多。但在临床实际当中使用巨刺法的机会要比使用缪刺法的机会多很多,这是由于多数疾病变化较快,很快由络脉进入了经脉当中，并在经脉中长期稽留不去，这就造成病在络的时间短，而在经的时间长，因此门诊中所见的患者多数是需要巨刺的患者。高玉琤认为突发的暴病多数需要缪刺，现在门诊见到的较少，这是因为现在医疗条件很好，这样的患者一般都送急救中心了，但是在以前缪刺法还是比较常用的。古人急症除了灸法用得较多外，刺络放血法也很常用，尤其是对突发性的严重痛症，放血是最常用的方法，其中有相当一部分情况使用的就是缪刺法。如《素问·缪刺论》提到的"邪客于足少阴之络，令人卒心痛，暴胀，胸胁支满，无积者，刺然谷之前出血，如食顷而已。不已，左取右，右取左。病新发者，取五日已"以及"邪客于足厥阴之络，令人卒疝暴痛，刺足大指爪甲上与肉交者各一痏，男子立已，女子有顷已，左取右，右取左"等等，都是一些急重症。高玉琤除了在治疗急性软组织疼痛如落枕、急性扭伤、急性肌纤维组织炎时使用缪刺法外，对于一些急性的脏器疼痛如胆绞痛、肾结石和急性胃肠痉挛等也多使用缪刺法。高玉琤指出这些使用缪刺法所治疗的疾病均是急性发作的痛症，这类疾病使用缪刺法往往可达到针入痛减甚至针入痛止的效果。而如大多数的肩周炎、颈椎病、头风、坐骨神经痛等门诊常见的慢性疼痛性疾病，患者就诊时多数已经得病一段时间，病邪已经入于经脉，错过了使用缪刺法的时机，因此往往需要根据实际情况使用经刺法或巨刺法治疗一段时间，但疗效也都非常可靠。

缪刺法和巨刺法是高玉琤在临床上经常使用的方法，其理论来源于《黄帝内经》，高玉琤在使用时往往将其和其他针法一起使用，并且应用时相当灵活，疗效也很好。在运用时，高玉琤还特别强调《黄帝内经》中不仅仅在《素问·调经论》和《素问·缪刺论》中提到这两种刺法,其他部分章节也有所论及,当一并参考学习才能更好地领会其中的要点。

第三节　善用奇穴　治疗诸证

高玉瑃非常重视奇穴的临证应用,认为奇穴是中医学针灸领域的一块瑰宝。传统古籍记载奇穴,一是指有奇特作用的穴位,二是指未能归属于十四经脉的腧穴。奇穴多是在阿是穴的基础上发展而来,是前人临床经验总结的结晶,其中有些奇穴如膏肓俞、厥阴俞等,经过历代医家的应用总结已经补充到十四经经穴中。因此经外奇穴本身不仅是经络腧穴的补充,也是经络腧穴发展的来源,在临床中常受到许多针灸大家的重视推崇。

奇穴既有固定的穴名,又有明确的位置,只是没有明确的归属经络,又称"经外奇穴"。这些腧穴对某些病证具有特殊的治疗作用。历代中医文献中多有关于奇穴的记载。《灵枢·刺节真邪》中提出"奇输"是"未有常处也",可见奇穴是介于阿是穴与经穴之间的一类腧穴。唐代《备急千金要方》里散见于各卷的奇穴达 187 穴之多,明代方书《奇效良方》更将奇穴单独立节专论,足见历代医家对奇穴是颇为重视的。

奇穴的应用主要有两方面:一是用于治疗所在部位的病变,如定喘治哮喘、腰眼治腰痛等;二是治疗远隔部位的疾患,如落枕穴治颈部疾患、二白治痔疮等。但究其作用机理,同样是通过经络的传导以调整经气的异常变化,从而改善机体的正气机能。

经外奇穴的分布比较分散,大多不在十四经循行路线上。虽然奇穴没有列入十四经腧穴系统,但其所在的部位并没有离开经络分布的领域,而且与经络系统有着紧密的关系。有的经外奇穴并不专指某一个部位,而是指一组腧穴,如十宣、八邪、八风、华佗夹脊等。经外奇穴在临床应用上针对性较强,如四缝治疳积、太阳治目赤等,现介绍高玉瑃常用的几个奇穴。

一、落枕奇穴,松肌舒颈

落枕的病因主要有两方面。一是肌肉扭伤,如夜间睡眠姿势不良,头颈长时间处于过度偏转的位置;或因睡眠时枕头不合适,过高、过低或过硬,使头颈处于过伸或过屈状态,引起颈部一侧肌肉紧张,使颈椎小关节扭错,时间较长即可发生静力性损伤,使伤处肌筋紧皱不和,气血运行不畅,局部疼痛不适,活动受限等。二是感受风寒,如盛夏贪凉,睡眠时受寒,使颈背部气血凝滞,筋络痹阻,以致僵硬疼痛,动作不利。

落枕多表现为晨起突感颈后部、上背部疼痛不适,以一侧为多,或有两侧俱痛者,或一侧重、一侧轻。多数患者可回想到前一夜睡眠位置欠佳,检查时颈部肌肉有触痛,由于疼痛,颈项活动受影响,不能自由旋转,严重者俯仰也有困难,甚至头部强直处于异常位置,使头偏向病侧。检查时颈部肌肉有触痛,浅层肌肉有痉挛、僵硬,摸起来有条索感。落枕的治疗方法有很多,手法理筋、针灸、药物、热敷等,高玉瑃取用奇穴治疗落枕也取得了良好的疗效。

落枕穴位于手背上,第 2、3 掌骨之间,掌指关节后约 0.5 寸处。直刺或斜刺 0.5～0.8 寸。

典型验案

周某,女,45 岁,教师,2012 年 9 月 20 日初诊。主诉:颈部酸痛僵直 2 天。患者 2 天前因于晚上睡眠时开窗受凉,早上起床后自感颈部酸痛僵直,左侧颈部转侧不能,前后俯仰轻微受限,左肩上举外展时亦伴有颈肩后部疼痛。发病后自行热敷并贴"追风膏"效果不甚明显,遂前来就诊。

此属中医"颈项痛"范畴,系寒邪外袭太阳之表,束缚太阳经气之流转,经络之气不通则痛。治宜祛风解表,疏经通络止痛。取双侧落枕奇穴,进针 0.5～0.8 寸,采用提插捻转泻法,同时配合颈部转动。双侧各留针 15 分钟,颈部转动如常。

二、小儿四缝,疳积立效

四缝穴是经外奇穴,位于第 2 至第 5 指掌面,近侧指间关节横纹的中央,一手四穴,左右两手共八穴。四缝穴通于大肠、心包、三焦、心、小肠五条经脉,对小儿疳积、消化不良有特效。

针刺方法:首先穴位皮肤消毒,由助手从指尖向指根推几下,然后在第 1 指节上以指捏住,术者则由指根向前推捏,用 26 号针刺入穴中,当即有黄白色透明黏液随针而出,挤净擦干。每周 1 次,一般 3～5 次可愈。针后黄白色透明黏液渐少即是好的现象,黏液渐消失而直到针出血液则痊愈。

对于患儿面黄肌瘦,头发打缕,食欲不振,视其腹部微胀而扣之有青筋或硬块,是为疳积。一般针刺 1 次,食欲就有所改善,针刺数次即可痊愈。四缝穴点刺深浅须根据患者年龄、体质和病情决定,如遇高热者可刺深些,多挤出些血液直至血液变红为止。

高玉瑃对于四缝穴的使用不仅限于治疗小儿疳积,还将其治疗范围扩大至许多病种,如对胃脘痛、腹痛、腹胀、咽痛、恶心呕吐、消化不良、呃逆、中暑、发热、感冒哮喘、小儿惊风等均有疗效,此外还可以提高机体免疫力、助生长发育。因此总结:小儿疾病,莫忘四缝；小儿食积，切记四缝；鱼虾过敏，牢记四缝。

典型验案

赵某，男，2岁9个月，2011年7月28日初诊。患儿家长代诉近日胃纳欠佳，不喜动，由于目前没有断奶，偏于依赖母乳，不喜欢普通饭食，腹胀而大，青筋暴露，面色萎黄无华，毛发稀疏，身体瘦弱，精神不振，易感冒，舌淡，苔薄腻，脉濡。

根据患儿表现诊断为小儿疳积。取双手四缝穴，用26号针刺入穴中，当即有黄白色透明黏液随针而出，消毒棉球挤净擦干。1周后复诊，家长述饮食、精神均较前有转好，比以前更有活力。再次针刺，并为其母亲讲述母乳喂养的时间性，嘱咐患儿身体好转后及时断奶，以免孩子过度依赖母乳而偏废正常饮食以致脾胃不健、营养不全而生疳积。后又遇其母，述患儿已断奶，食欲佳，身体状况也比以前有好转。

三、四神聪穴，合于百会

该穴原名神聪，在百会前、后、左、右各旁开1寸处，因而共有四穴，故又名四神聪。神聪穴名最早见于《银海精微》，原载在百会四边各开2.5寸。现在的定位源自《太平圣惠方》，其载曰："神聪四穴，在百会四面，各相去同身寸一寸。是穴，理头风目眩，狂乱风痫。"临床中常用于主治头痛，眩晕，癫狂，失眠，健忘，中风，震颤麻痹，脑炎后遗症等。

临床上高玉瑃用百会穴配四神聪治疗颈性眩晕，取得了很好的效果。四神聪与百会均位于头顶，在帽状腱膜中，有枕大神经、滑车上神经、耳颞神经分布，并有枕动脉、颞浅动脉、额动脉的吻合网分布。百会为手足三阳经和督脉的交会穴，为诸阳之会。四神聪,其前后二穴均在督脉的循行线上,左右二穴紧靠膀胱经。五穴同用,刺激强度大,可多方位、大面积直接刺激大脑,增强其疏通调节元神之府的功效,不仅能治疗颈性眩晕,还能提高注意力,增强记忆,对治疗失眠、头痛有很好的效果。

四神聪穴针刺时可从前、后、左、右四个方向向百会平刺 0.5～0.8 寸。亦可灸疗,可升补正气,醒脑开窍。

典型验案

余某,男,6 岁,2013 年 3 月 29 日初诊。患儿因上课注意力不集中,成绩落后而来求诊。患儿好动,坐立不安,难以持久地集中注意力,坐在椅子上常左右扭动,不能安静。据家长说患儿上课时也是活泼好动,易受外界环境干扰,常违反课堂纪律,智力正常,但由于在学习中缺乏持久的注意力,每节课坚持不了 10 分钟身子就开始扭动,走神,导致学习困难,成绩落后。

诊断为注意力障碍(伴多动)。选四神聪穴。针刺手法:从前、后、左、右四个方向向百会平刺 0.5～0.8 寸,留针 30 分钟,进针后和留针期间各行捻转手法 1 次,转数力求快速,每分钟至少 120 次。嘱其每天来诊,10 日为一疗程,休息 4 天再进行下一疗程,同时嘱患儿家长配合注意力训练。治疗 3 个疗程后,患儿已基本能坚持大约 30 分钟听课,成绩也有不小的进步,家长非常满意。

四、金津玉液(外),语言謇涩

金津、玉液,《针灸大全》中列作经外奇穴。其位置在口腔内,当舌下系带旁的静脉上,左为金津,右为玉液,主治重舌肿痛、口疮、喉痹、失语、呕吐、腹泻、消渴等,针刺以点刺出血为宜。临床为方便取用,多从外针刺,又名外金津、外玉液。外金津、外玉液位于颈部中线,甲状软骨与舌骨之间,廉泉穴直上 1.5 寸,两旁各开 0.3 寸处;主治中风失语、流涎,以及舌面溃疡、舌肌麻痹或痉挛、口腔炎等;一般向舌根方向斜刺 0.5～1.0 寸。

高玉瑃针刺外金津、外玉液治疗中风失语、吞咽障碍、流涎、喉痹等取得了较好的疗效,并体会早期应用效果更为明显。

典型验案

成某,女,38 岁,教师,2012 年 7 月 2 日初诊。患者 3 天前无明显诱因出现咽喉疼痛、声嘶,自行服用一些清咽利喉之类的含片,疼痛好转,今晨出现失音,颇为着急,特来求诊。患者饮食、睡眠、二便正常,舌红,苔薄黄,脉浮涩。

西医诊断:急性咽喉炎。中医诊断:风热喉痹。取外金津、外玉液向舌根方向斜刺 0.5～1.0 寸,行捻转泻法快针,针出语出,颇为神奇。

五、定喘神功,可针可灸

定喘穴亦属奇穴,有止咳平喘、通宣理肺之功效,现代常用于治疗支气管哮喘、支气管炎、肺结核、百日咳等,常与肺俞、大椎等穴联合应用。取穴时常以俯卧位状态,在背部,当第 7 颈椎棘突下,旁开 0.5 寸,即在大椎穴的两侧取穴。直刺或针尖向内斜刺 0.5～1.0 寸,可灸可针,无论是急性期还是慢性期患者均有疗效。

典型验案

于某,女,16 岁,学生,2014 年 5 月 23 日初诊。患者 2 年前不明原因出现哮喘,医院诊断为支气管哮喘,后遇到天气变化、感冒等情况会诱发。当日和同学一起郊游,汗出脱衣受风后又出现哮喘。患者神清,双唇青紫,张口抬肩呼吸,微恶寒,发热,体温

38.3℃,无汗,苔薄白,脉浮紧。西医诊断:支气管哮喘。中医辨证为实喘,风寒壅肺型。治则:宣肺散寒定喘。

患者汗出脱衣,风寒上受,内舍于肺,邪实气壅,肺气不宣,发为哮喘。急则治其标,故而用定喘为主穴;病位在肺,故配以肺俞、大椎解表散邪。定喘、肺俞行针刺时针尖向内斜刺0.5~1.0寸,用泻法;大椎放血。针刺后数分钟患者喘平,30分钟后不恶寒,体温36.8℃,已恢复正常。

综上所述,高玉瑃临证应用经外奇穴,治疗某些病证具有特殊的治疗作用,辨证合理使用得当,往往效如桴鼓。

第四节　重视补泻　针法严谨

补泻方法是针灸临床中的重要内容,是使针灸能够充分发挥作用而获得良好效果的重要因素。《灵枢·九针十二原》所言,"凡用针者,虚则实之,满则泄之,宛陈则除之,邪胜则虚之",就是在讲针灸的补泻原则。而在《素问·宝命全形论》中更是强调针灸治疗时要"刺虚者须其实,刺实者须其虚",这样才能取得良效。

《灵枢·刺节真邪》云:"用针之类,在于调气。"高玉瑃也认为,针灸治病主要是靠"调气"。而对于针灸到何时就算达到治疗目的而可以停止的问题,《灵枢·终始》讲:"气调而止。"因此高玉瑃对针灸的运用也主要是围绕着调节气机来进行。高玉瑃认为从针灸方面讲能影响人体气机并对其产生调节作用的因素和方法很多,如本书中所提到的针刺顺序、针具的粗细、用针的时间、所选的穴位等等都会对气机产生影响。针灸医生就是要综合权衡患者本身和治疗中施加的各种因素,因势利导,将患者的气脉运行调节到相对正常的水平及状态。在众多的可控因素中,补泻方法的运用是非常重要而且有效的一个方面。说到"补泻",高玉瑃最常讲的一句话是:"逆而夺之,恶得无虚,追而济之,恶得无实,迎之随之,以意和之,针道毕矣。"认为在调节经脉虚实方面,补泻手法的运用是不二的选择,是迅速取得疗效的关键。

那么如何能够顺利地达到补泻的目的而取得疗效呢?高玉瑃认为要注重辨明虚实、治神得气、手法正确这几个方面。

一、辨明虚实

高玉瑃认为进行针灸治疗尤其在需要进行补泻操作时,首先要辨明病证的虚实,这一点是至关重要的,一旦误用则有害无益,所谓"补泻反则病亦笃"就是这个道理。用补法还是泻法是严格根据患者疾病虚实不同来确定的。与开中药方相比,针灸处方的分析往往更为精细,不但要分清虚实,往往还要辨明虚实的部位,分经论治。在对待虚实夹杂证时更要详细分析,这样才能为补泻方法的选择和应用提供必要的依据。

高玉瑃对虚实的判断一般需要四诊合参,并且对脉诊尤为重视,经常讲"凡将用针,必先诊脉,视气血之剧易,乃可治也"(《灵枢·九针十二原》),认为脉象可最直接地反映患者经脉气血的虚实变化,对针灸而言,脉诊的诊断意义要大于其他诊断方法。高玉瑃强调针灸所使用的脉诊方法与一般开中药方所使用的脉诊有很大的不同,不能生搬硬套。而且,在诊脉中所收集到的脉象信息的临床指导意义也与开方药不相同,《黄帝内经》中的脉法往往与针刺方法直接对应。如《灵枢·终始》篇中讲"脉实者深刺之,以泻其气,脉虚者浅刺之,使精气无得出,以养其脉,独出其邪气",这就直接将脉与针刺的深浅和补泻要求直接对应起来。高玉瑃认为《黄帝内经》中的脉法主要是为针灸服务的,当然高玉瑃也强调了重视脉诊并不等于不重视其他诊断方法,只是说脉诊在针灸治疗中有其重要性。除了望、闻、问、切四诊外,高玉瑃还特别提出了通过针下感觉来推断虚实的方法,认为针下感觉有时是可以反映经脉气血虚实的状况的。针下过于空虚不易得气,多为正气虚;而针下过于沉紧,没有经过重手法的刺激,针感即走窜明显的多为邪气实。针刺时可以根据这些感觉调整针刺手法以达到最佳的治疗效果。

二、治神得气

治神得气是高玉瑃在教授学生时针对学生们操作中的问题而特别强调的。高玉瑃说:"虽然几乎每一个针灸师都知道治神与得气是针灸操作的基础,但很多针灸师特别是初学者并没有意识到其在针灸操作中的重要性。很多人仅仅停留在口头上而并没有将其坚定地贯彻到针灸操作中去,这就造成很多针灸医生虽然行医多年但治疗效果平平。"关于治神,高玉瑃认为这是针灸操作的基础条件,是孕育良好针灸效果的土壤,要想获得良好的针灸效果就要将治神放在首位。《素问·宝命全形论》所言"凡刺之真,必先治神"以及《灵枢·本神》所提到的"凡刺之法,先必本于神"都是讲这个道理。并且高玉瑃还特别强调,治神不仅仅是针刺和行针时的要求,而且还要将其贯彻到针灸治疗操作的始终,包括留针时、出针时都要注意这个问题。高玉瑃曾治疗一个患者,其为一在校的女大学生,因受凉后腹痛腹泻来诊。经辨证分析后进行针刺治疗,行针时患者男友在一旁陪同,两人不时嬉笑聊天。针刺留针 15 分钟后患者症状没有任何缓解,于是高玉瑃要求患者男友在治疗室外面等候,以令患者安心静养。如此继续留针 5 分钟后,患者诉腹部出现明显的温热感,似有热气在腹内轻轻旋转,且腹痛症状随之消失。由此病例可知,高玉瑃所言"治神应贯彻针灸治疗操作的始终,包括留针时和出针时"之不谬。这样的情况在临床中很常见,因此高玉瑃及很多著名针灸家都要求治疗室要整洁安静、绝对禁止喧哗,这些都是为能很好地治神在提供条件。至于治神的方法,高玉瑃认为各家方法甚多,只要能够使医生及患者都能达到气定神闲、轻轻属意于针即可。

至于得气,高玉瑃认为这也是针灸治疗能够取得良效的关键因素之一,并且得气与治神有着非常紧密的联系。著名针灸家窦汉卿在《标幽赋》中提到"凡刺者,使本神朝而后入;既刺也,使本神定而气随。神不朝而勿刺,神已定而可施"就是讲的这个道理,认为要想顺利得气首先应当注重治神,即"本神定而气随"。《黄帝内经》认为得气是针灸有效的前提,《灵枢·九针十二原》指出"刺之要,气至而有效,效之信,若风之吹云,明乎若见苍天,刺之道毕矣",并且在《灵枢·小针解》中更进一步提到"针以得气,密意守气勿失也",由此可见《黄帝内经》将得气放在了针刺基础的位置上来看待。高玉瑃在针灸临床时亦非常重视得气,认为要想取得良效就必须重视得气。对于如何判断是否得气,高玉瑃指出应当以医者手下的感觉为主要依据,所谓"轻滑慢而未来,沉涩紧而已至"(《标幽赋》)就是讲的医生手下的感觉;并且认为医生手下感觉的轻微差别,直接反映患者经脉气血、正邪虚实的情况,然而这种感觉就像脉诊一样易陈而难入,需要长期在临床上反复体会对照才能掌握。如何能够顺利得气呢? 高玉瑃认为,"治神"是得气的基础,只有"本神定"才能"气随"。除此以外,要想达到迅速得气还要注意应当根据患者的体质、病情、就诊的季节和时间等各种因素调节针刺的手法和合理使用各种催气方法。对于初学者而言,高玉瑃指出还要注意针刺手法的练习。从操作手法上讲,只有针刺和催气手法纯熟才有利于得气。

三、手法正确

高玉瑃继承家技随父学习针灸,针刺手法精湛,素以手法轻灵著称,在补泻中尤其注重操作手法,认为行补泻手法时一要正确、二要娴熟。所谓手法正确,首先是要明辨病机,不要出现《灵枢·邪气脏腑病形》中所说的"补泻反则病益笃"的情况。其次,要正确选择补泻手法,因为时至今日,《黄帝内经》和后世医家所提出的补泻方法众多,常用的就有提插补泻、捻转补泻、呼吸补泻、迎随补泻、开阖补泻、徐疾补泻、五行生克补泻等,每种方法都用其各自的原理和特点以及最佳的适用情况,临床时要认真区分正确的加以选择,切不可乱用。高玉瑃善用补泻手法,最常用的补泻手法是呼吸补泻、捻转补泻、提插补泻及五输穴的五行生克补泻。高玉瑃所用的这些补泻方法是从古到今大家都比较认可的补泻方法,多数源于《黄帝内经》,但由于历史发展中存在着众多的针灸流派,各家对经典理解不同,因此发展到现在,各种补泻方法的手法存在很大的差异,甚至有的补泻手法操作非常烦琐,不易掌握。但从临床实践来看,《黄帝内经》中的补泻手法虽然简单,但效果非常突出,因此高玉瑃主张在临床中应当尽量直接使用《黄帝内经》中的方法。同时高玉瑃还指出,《黄帝内经》中的补泻手法虽然简单有效,但也有其技术难点,真正掌握并不容易,而掌握这些方法的关键是对补泻时机的捕捉和对补泻方法的深刻理解。下面就将高玉瑃经常使用的补泻方法进行简单的介绍,以资同道。

(一)呼吸补泻

呼吸补泻虽然不是高玉瑃最常用的补泻方法,但可以说是高玉瑃最重视的补泻方法。高玉瑃曾明确提出在众多补泻方法中呼吸补泻的力量最大,尤其是其补法,能够对体质虚弱、气血不足的患者起到很好的补益作用,其效果要大于其他补泻方法。《黄帝内经》中也在不同章节多次论述该种补泻方法。其中《素问·离合真邪论》中论述得最为详细:"吸则内针,无令气忤;静以久留,无令邪布;吸则转针,以得气为故;候呼引针,呼尽乃去;大气皆出,故命曰泻。帝曰:不足者补之奈何?岐伯曰:必先扪而循之,切而散之,推而按之,弹而怒之,抓而下之,通而取之,外引其门,以闭其神。呼尽内针,静以久留,以气至为故,如待所贵,不知日暮,其气以至,适而自护,候吸引针,气不得出,各在其处,推阖其门,令神气存,大气留止,故命曰补。"此段论述可以说是《黄帝内经》对各种补泻方法论述中最为详细的一段,由此也可看出其对呼吸补泻的重视。高玉瑃认为呼吸补泻之所以力量宏大是因为其操作针对的是患者整体而不仅仅着眼于一经一穴。人生命根蒂就在一息之间,气血的生成也有赖于一呼一吸,因此将手法配以呼吸进行补泻能够直接调节人体的气血水平,起到整体调节虚实的作用。

(二)捻转补泻

捻转补泻是高玉瑃最常使用的补泻方法,常常与提插补泻联合使用。高玉瑃认为,捻转补泻对于经脉虚实有很好的调节作用,操作方便、安全,适应穴位广泛,几乎所有穴位均可使用。操作时以拇指顺经脉方向前推转为补,拇指逆经脉方向回撤捻为泻。捻转补泻法易于操作,可以和多种补泻方法联合,尤其是与提插补泻和迎随补泻一同使用的情况比较多见。但捻转补泻对操作手法的要求也较高，操作时除了要求捻转的角度、速度要均匀一致外，还要注意手法要轻柔徐缓，捻转动作不可过快，捻转的角度也不宜过大。过快的捻转速度和过大的捻转角度容易使患者产生不适的感觉，甚至出现滞针和强烈的后遗感，不利于行气和患者的康复。这些都需要医生通过平时反复刻苦的练习才能达到。

（三）迎随补泻

迎随补泻是《黄帝内经》中所提到的一种重要的补泻方法。《灵枢·九针十二原》记载的"逆而夺之，恶得无虚，追而济之，恶得无实"以及《灵枢·终始》中记载的"泻者迎之，补者随之，知迎知随，气可令和"都是讲的迎随补泻法。其操作方法一般都以《难经·七十二难》所讲的"所谓迎随者，知荣卫之流行，经脉之往来也。随其逆顺而取之，故曰迎随"为依据，认为针刺方向顺经脉方向为补，逆经脉方向为泻。高玉瑃认为，广义上讲《黄帝内经》中所说的"迎随"应为补泻的总称，并不是单指某一种补泻方法。也正是因此，后世医家对"迎随"补泻的操作方法众说纷纭。《难经》的提法也不确定，如《难经·七十九难》中还提到"迎而夺之，泻其子也。随而济之，补其母也"，因此后世又有将"补母泻子"法称为迎随补泻的。另外，也有以行针顺序与经脉的逆顺配合称为迎随补泻的，还有将针刺的深浅不同称为迎随补泻的，各有道理。高玉瑃本人使用的迎随补泻法一般是按照针刺方向和行针顺序与经脉运行方向的逆同来区分补泻，也就是顺经脉运行的方向针刺或者进针和行针时按照经脉流转方向依次进行为补，反之则为泻法。

（四）开阖补泻

开阖补泻也是源于《黄帝内经》的补泻方法。《素问·离合真邪论》中论述呼吸补泻法的补法时就提到了该方法："候吸引针,气不得出,各在其处,推阖其门,令神气存,大气留止,故命曰补。"《素问·刺志论》所论述的"入实者,左手开针空也;入虚者,左手闭针空也"更是直接而明了地对该方法进行了描述。在《黄帝内经》的其他篇章中也有泻法需要摇大其穴,补法需要推其皮肤、盖其外门的记载,由于记载翔实明确,因此历代医家对该方法的操作很少存在争论。高玉瑃也认为其临床操作可完全按照《灵枢·终始》所描述的"一方实,深取之,稀按其痏,以极出其邪气;一方虚,浅刺之,以养其脉,疾按其痏,无使邪气得入"来进行,并指出操作时不只要注意开阖针孔,还一定要注意针刺的深度,这点在临床操作上很有意义。

（五）提插补泻

提插补泻也是高玉瑃常用的补泻方法。高玉瑃认为该补泻方法虽然源于《黄帝内经》,但其中论述相对较少。《灵枢·官能》记载进行泻法操作时可"伸而迎之",补法操作时要"微旋而徐推之",这应当是提插补泻法的来源。而在《难经·七十八难》所记载的"得气,因推而内之,是谓补;动而伸之,是谓泻"是比较确切的提插补泻操作法。该操作方法简单易行,可以和很多补泻方法配合使用,与捻转补泻一样,是补泻操作的基础手法,很多较为复杂的操作手法都是以捻转补泻和提插补泻为基础衍生出来的。但该法与捻转补泻方法相比而言适用穴位相对较少,一般需要刺入一定深度才可顺利进行,比较适合在肌肉丰厚的部位操作。操作时应当注意操作的幅度、方向和频率,否则较容易出现意外情况。

（六）五行生克补泻

此法即大家所熟知的补母泻子法。此方法由于历代各家的演绎发明,目前也有多个不同版本。有直接以各个经脉原穴为备选穴,五行属性各随其所属脏腑进行"补母泻子"的;有按命理学说三穴合化五行进行"补母泻子"的,应用非常灵活。但应用最为普遍的是将五输穴分别配以五行,根据补泻需要按照"实则泻其子,虚则补其母"的原则进行选穴,以达到补虚泻实的作用。该方法不强调补泻手法,仅强调穴性对经脉气血的影响,因此实施起来较为简单,既可以配合其他补泻手法同时进行,也可以不做任何补泻手法,仅得气即可。高玉瑃就是按照此种方法进行操作的,并指出子午流注纳子法也是以此方法为补泻基础配合择时针刺进行的,运用得当则疗效非常显著。即使不与子午流注配合,单独使用该方法进行补泻疗效也相当显著。

以上补泻方法高玉瑃在临床中都有所使用,并且常常将多种补泻方法结合在一起进行操作,手法非常灵活,从选穴进针,到提插捻转,再到针刺方向和出针开阖都是配合进行,单一操作的较少。除补泻手法外,高玉瑃还非常强调补泻操作的时机,指出《素问·针解》有"补泻之时者,与气开阖相合也"的记载。此中开阖并非指补泻手法而是指气血流注对穴位的影响,而是强调的补泻操作时机,补泻操作应当做到"伏如横弩,动若发机",当其时而行之能够明显提高疗效。对于补泻操作在临床工作中的实际意义,高玉瑃认为,补泻操作是针灸疗法调节经脉气血、治疗疾病的重要手段,具有明显的临床疗效,也是针灸医生必须掌握的重要技能。但从个人临床体会来看,针刺补泻"易泻而难补",在需要进行补法时要有耐心,不可急于求成,并需要注意要求患者进行相应的饮食和休息配合,徐徐图之方可获得稳定而持久的效果。

第五节　下针有序　调顺气机

关于针刺顺序，《灵枢·五色》云："病生于内者，先治其阴，后治其阳，反者益甚。其病生于阳者，先治其外，后治其内，反者益甚。"现代医家也从不同角度进行了研究和探索，有从音律学角度探讨的，还有从具体疾病着手进行临床验证的，更有医家综合了有关用针顺序的研究，提出根据病证、病势、病性、虚实、传变等综合因素考虑用针顺序等。而在实际临床治疗中，大多数医家是按照先上后下，先阳后阴的顺序下针的。高玉瑃认为，正确的用针顺序对调节患者的气机有至关重要的作用，是取得疗效的关键要素之一。有时在某些疾病中，用针顺序会直接决定治疗效果。《大学》云："物有本末，事有终始，知所先后，则近道矣。"在针灸临床中，这个"先后"既指标本缓急之先后，同时还指用针顺序的先后。气机失调可引发不同病证，相同的针刺组方，若针刺顺序不同，则对气机的影响有别，疗效有异。因此，应当根据患者的病情和体质，在正确选穴、手法适宜的基础上，制定合理的用针顺序，实现调顺气机、补虚泻实的目的。

一、不同腧穴用针：气随针动以针领气

高玉瑃常讲："治疗时要以针领气，气随针动。针刺的顺序就是引导气血运行的方向。"就下针顺序而言，一般疾病的下针顺序多遵循先上后下、先中间后两边、先左后右的顺序。当患者体质较弱，气虚下陷而引起低血压、胃下垂、子宫脱垂、脱肛等疾病时，就应在选择有培补中气、升阳举陷作用穴位的同时，配合先下后上的

进针顺序,一方面培补中气,一方面利用先下后上的针刺顺序将下陷之气向上引导,这样能明显地增强治疗效果。高玉瑃曾治疗一位阴挺患者,该患者为中年女性,面色萎黄,形体消瘦,因数月前劳累过度,出现子宫脱垂,开始仅在用力及咳嗽时脱出,之后可自动回缩,近 1 个月来病情加重,需要用手将其推回,但是久立或久行时又自行脱出,舌淡少苔,脉细弱。高玉瑃认为此例患者是由于中气虚损不能托举所致,治疗当以补中益气、升阳举陷为法。于是依次针刺足临泣、大都、解溪、足三里、气海、中脘、百会等穴,并对胃俞、脾俞两穴行麦粒灸 20 壮。1 周后患者阴挺症状消失,气色转佳,之后又依次针中脘、气海、天枢、足三里、太白、足临泣等穴巩固治疗 1 周。治疗结束后,患者饮食、睡眠及精神状态都有明显改善。由此可以体会,高玉瑃治疗中气下陷病证时,依次由下向上针刺所选腧穴,意在升提中气。

相反,对于各种气机不降或向上冲逆的病证,如肝阳上亢之头痛头晕、胃火上逆之牙痛、胃气上逆的呕吐、肺气不降的喘咳等,高玉瑃往往选用先上后下的顺序针刺,以引气下行或引火归元。如高玉瑃曾治疗的一例胃气上逆导致呕吐的中年男性,因胃脘不适而自行在胃脘部施灸,灸后出现恶心、呕吐、吸气困难等症状。查患者慢性胃炎多年,体型消瘦,舌红而瘦,苔少,脉细数。高玉瑃认为该患者为素体阴虚,不耐火攻而导致气机上逆,遂由上至下依次选用膻中、中脘、天枢、气海、足三里、照海等穴进行针刺,并于照海穴行捻转补法以补肾阴,同时嘱患者深吸气 6 次。1 次治疗后患者即感到呼吸自如,次日复诊诉恶心、呕吐、吸气困难等症状完全消失,高玉瑃又针中脘、天枢、气海、足三里、三阴交、照海等穴巩固治疗 1 次结束。再如治疗肝阳上亢的眩晕患者时,高玉瑃常常先以快针依次取天柱、大杼、束骨等穴引气下行,捻转得气即起针,之后再针太溪、行间,留针 40 分钟,许多患者针刺结束后病情立刻缓解。上述治疗提示,高玉瑃在治疗气机失降或向上冲逆的病证时,针刺"由上向下"顺序施针,旨在引气下行。

从高玉瑃治疗胃下垂、子宫脱垂、脱肛等"先下后上"的针刺顺序,到治疗肝阳上亢之头晕、胃火上逆之牙痛、胃气上逆的呕吐、肺气不降之喘咳等证时的"先上后下"的针刺顺序,足以看出燕赵高氏针法的用针顺序精髓就在于"气随针动,以针领气"。

二、不同病证用针：因势利导调顺气机

高玉瑃认为针刺治疗的作用主要是通过影响气血运行来达到治疗疾病的目的。进针之后以得气为要,如果没有得气,还需要使用各种手法催气或者留针候气;治疗过程中,常常通过捻转提插运针行气,所有操作均应因势利导,顺序用针,否则会扰乱气血的运行,影响疗效。如对于治疗各种痛证的针刺顺序,当代已有医家进行了相关研究,将患者随机分为治疗组和对照组,治疗组的针刺顺序与疼痛发展传变的顺序相反,对照组不按顺序针刺,结果治疗组治疗痛证的效果优于对照组,由此可以说明针刺治疗痛证的效果与针刺顺序有关。曾见高玉瑃治疗一头痛患者,患者为中年女性,因前一天和爱人生气引起头痛并且一夜未眠。就诊时患者头痛剧烈,闭目羞光,舌边尖红,苔黄,脉弦。高玉瑃四诊合参,认为此例头痛是肝阳上亢所致,应以平肝潜阳为治疗大法。故先用毫针采取透刺的针法以太冲透涌泉,并进行较强的提插捻转,患者头痛马上得到缓解,之后又用毫针针刺风池等头部穴位,在太冲、涌泉处再行泻法,留针 40 分钟,起针时则从上至下依次起针。治疗后患

者反映效果非常好,头痛基本消失。次日复诊时患者诉头痛未复发,且睡眠也好,高玉瑃又依次针风池、肝俞、足临泣、太冲、太溪等穴巩固治疗 1 次而结束。这一病例充分体现了高玉瑃对用针顺序的考究。高玉瑃认为对于实证头痛,可参考《灵枢·周痹》所记载的"痛从上下者,先刺其下以过之,后刺其上以脱之"的顺序,先取远端腧穴进行针刺,待头痛缓解后再取头部腧穴进行治疗,并且主张在针刺远端腧穴时可以使用捻转泻法以引导头部壅滞的气血迅速下降,从而使头痛症状迅速缓解,之后再在头部进行针刺并施以平补平泻以调顺局部的气机。

上述头痛病例首诊因为患者头痛剧烈故先针远端的太冲透涌泉"以过之",后又刺风池等局部穴位"以脱之",而复诊时患者症状已经基本消失,因此就按常规用针从上至下的顺序针刺以平肝潜阳。同样是头面部疾病,高玉瑃在治疗面瘫恢复期时针刺顺序就与头痛有所不同,一般先针腹部再刺面部,最后针四肢末端。首针阳明经穴"天枢",意在激发阳明经气,行血气而营阴阳,使血气上注于面而走孔窍。继针任脉经穴中脘,由于中脘既是胃之募穴又在任脉之上,《素问·骨空论》云"任脉者,起于中极之下……上颐循面入目",既可激发阳明之气,又可疏调任脉经气,使经气循面入目,治疗面瘫口眼歪斜、眼睑闭合不全等。再针刺头面部腧穴,最后针刺合谷、足三里等四肢腧穴,总以激发阳明经气为首要任务。留针过程中再按此顺序行针数次,各穴行小幅度的提插捻转,以得气为度,如此治疗多收良效。

从高玉瑃治疗头痛和面瘫的经验来看,其行针顺序的关键在于因势利导、调顺气机,这也是燕赵高氏针法之用针有序在临床实践中的具体体现。燕赵高氏针法不仅注重下针的顺序、催气施针的顺序和留针行针的顺序，对出针的顺序也同样重视。高玉瑃认为出针顺序是针刺操作的收官手法，在某些时候会对针刺效果的延续起到关键性的作用。其出针顺序一般而言本着先刺先出、后刺后出的原则进行，并且将出针的具体手法分为6种，即一般出针法、虚证出针法、实证出针法、升提出针法、下降出针法和特殊出针法。正如高玉瑃所说："用针的顺序是为临床治疗效果服务的，它可以直接反映出医生对疾病的认识和针对该病制定的治疗原则，在具体实施时应当本着以调顺气机为目的，因势利导来进行才能获得好的效果。"

三、表里虚实用针：调和气血补虚泻实

用针顺序除了如上所述能够把气血沿经脉方向进行有效的引导之外，高玉瑃还谈到其他情况，比如双侧针刺时先针左侧还是先针右侧的问题、腹背同时用针时是先针腹部还是先针背部的问题，以及当速刺与留针配合时是先速刺还是先留针的问题。高玉瑃对这些都很讲究，并把这些全归纳为施针顺序问题。

首先说先针左侧还是先针右侧的问题。当疾病需要双侧同时取穴针刺时，一般来说多数医家主张先左后右，也有个别医家主张双手在双侧同时进针，高玉瑃则认为这时需要根据疾病和患者的体质来区别对待。左为阳右为阴，如果实际情况需要从阳引阴则先针左侧，如果治疗需要从阴引阳就可以先针右侧。其次是如果患者前后都需要针刺时，要根据病证不同和表里虚实确定用针顺序。高玉瑃认为"气郁于内"的患者，需从阴引阳，即先针腹部腧穴再针背部腧穴；"阳虚内寒"的患者，要从阳引阴，即先针背部腧穴再针腹部腧穴。但如果从表里有别的角度

说,背为阳属表,腹为阴属里,对于一般疾病先针腹部再针背部有引邪外出之意,对于外感病如先针背部再针腹部有引邪入里之嫌,因此表证尚在者一般不宜先针背部再针腹部,而应先针腹部再针背部。这里虽然只讲了进针顺序,但同理可知相关的催气、行针及出针顺序也是一样。因此究竟采取什么样的用针顺序才算合适,需要根据患者的体质、病情及病因病机等先制定出治疗大法,之后再根据治法,安排用针顺序,使之与治法相和以求达到事半功倍的效果。

高玉瑃强调上述的用针顺序仅为一家之言,并非是说必须按照这些顺序要求进行针刺才能获得疗效,而不按这些顺序针刺就无效。现在很多针灸临床研究并不强调针刺的顺序也获得了较好的效果,比如古代对表里经配穴和脏腑俞募配穴的针刺顺序是有一定要求的,而通过现有的临床实践来看,就表里配穴和俞募配穴针刺治疗某些疾病时不强调针刺顺序也可获得明显的临床疗效,但其中是否存在疗效差别还缺乏进一步的研究证实。

总之,高玉瑃临证时对用针顺序十分重视,认为用针顺序会通过对经脉气血运行的引导直接影响患者身体内气机的升降出入。针刺治疗时应因势利导,根据疾病的实际需要调整患者气机,而正确的用针顺序是引导气血运行、调节气机升降出入的关键,是针刺疗法能够达到治疗疾病这一目的的重要因素之一。决定用针顺序的依据主要是医生通过对患者的病情分析,根据治疗疾病的需要确定治疗大法。因此在临床中正确认识疾病制定治疗大法是基础,并在此基础上正确选穴和合理安排用针顺序是体现治法,二者是获得良好疗效的关键所在。

第六节　针具粗细　疗效有别

高玉瑃在临床实践中常常根据不同的情况选择不同针具进行治疗,这不仅是根据患者的体质、胖瘦及穴位的浅深来选择不同型号的针具,更主要的是还要根据不同的疾病来选择不同的针具。高玉瑃认为《灵枢·九针十二原》所讲的内容是整部《灵枢》的精髓及要点,其中对古代针具的分类和作用进行了较为详细的论述,并提出"针各有所宜,各不同形,各任其所为",就是说不同的针具形状功能不同特点也不相同,所善于治疗的疾病也各不相同。比如"铍针者,末如剑锋,以取大脓",讲明铍针的形状如宝剑,尖边有刃,可以用来切开脓肿。这个作用其他针具就无法代替。"锋针者,刃三隅,以发痼疾"是言三棱针可以用来刺络放血,以治疗各种陈年痼疾。临床中经常运用放血疗法的医生都会有感觉,无论从放血的量和放血后皮下的反应来看,三棱针要明显优于注射器针头和较粗的毫针等替代针具。因此,高玉瑃在临床中极力主张对不同类型针具的合理使用。

即使是对毫针而言,高玉瑃也非常重视因病情而选择不同型号的毫针,认为毫针的粗细对治疗效果有直接的影响。现在很多人认为古代制作工艺落后,针具普遍较粗,但刺激量大,因此疗效突出,而现在由于科技的发展、制作工艺的进步,毫针制作得越来越细,但刺激量也相对减小,因此针具疗效越来越不明显,也就是说粗针疗效比细针疗效好。但高玉瑃并不是这样认为,在她看来,粗针有粗针的特点,细针有细针的优势,应该根据病情和实际情况合理选择应用,这样才能相得益彰,使针灸发挥出最好的疗效。

一、粗针的优势

目前提倡使用粗针的同道很多,尤其是在治疗痛症方面,粗针确实有很大的优势。目前业内同行所使用的粗针疗法、圆利针疗法等,使用的针具都较粗。但从针型上看,还是应当归于《黄帝内经》所论毫针范围。高玉瑃认为粗针在临床治疗中确有其不可忽略的优点。

首先,粗针在治疗陈旧性软组织损伤时有其独到的疗效,尤其是对由于肌肉劳损而引起的肢体疼痛酸胀,应用最为顺手,疗效最为显著。因为这类疾病经年累月,患者肌肉筋膜由于反复损伤及修复,很多都已经结有较为坚韧的瘢痕,下针部位的软组织也多较正常组织坚硬滞厚,一般较细的毫针难以刺入,即使勉强达到治疗深度,往往针具已经弯折,更难以进行相应的手法操作。比如说,在使用"恢刺"法来治疗筋痹时,其手法要求是"恢刺者,直刺傍之,举之,前后恢筋急,以治筋痹也",很明显这对于针具的韧性及硬度是有相当高的要求的,目前一般较细的毫针很难达到,必须选用较粗的毫针。再比如"关刺"法,要求"直刺左右尽筋上",这也是细毫针所不容易做到的。这些情况只有用较粗的毫针才能顺利完成操作,取得良好疗效。对一些骨关节的疾病尤其是骨质增生等引起的不适症状,粗针也是较好的选择,治疗时可以直接针到病患处进行各种治疗手法操作,从而大大提高疗效。曾有一肩周炎患者,肩痛 1 年有余且活动不便,肩周围肌肉板结,使用普通毫针(直径为0.3 mm)治疗,疗效不明显,只能使疼痛稍有缓解,后改成较粗的毫针(直径 0.4 mm 以上)治疗,穴位虽然不变,但手法操作较之前者更容易,疗效也有明显提高,不仅疼痛缓解明显,并且活动功能亦有明显改善。

其次,当针刺较深部位时,粗针相对安全。在针刺治疗中有时根据治疗的需要,需要进行较深的针刺,特别是腹部、背部的脊柱两旁以及肩部和髋部等。如选用较细的毫针,当刺入较深时很可能会由于针体较细、硬度较低而出现针尖方向不可预知的改变,这样不但不易刺到预期目标,而且会加大操作风险。此时如选用较粗的针具,由于针体硬度较高不易弯曲,一般较容易控制针刺方向,可直达病所,减少操作的风险。比如在进行环跳穴深刺和肩部的透胛刺时,无论是从安全性还是成功率上讲,较粗的针具就比较细的针具高很多。

再次,在进行针刺开阖泻法操作时,粗针效果要比细针明显。因为开阖泻法本身就要求深刺且摇大针孔,这些正是粗针之所长。即使是其他补泻手法的泻法,粗针效果也好于细针,因为粗针本身刺激量大,患者的经脉反应也较为强烈,因此对气血的消耗也大,故而对于需要使用泻法的实证而言,粗针是较好的选择。

当然粗针也有其不足之处。首先是针具粗,一般刺入时会有较明显的痛感,进行手法操作时针感也会非常明显,一般患者很难接受,尤其需要多次治疗的患者这一点尤为明显,这也是很多粗针疗法难以大面积推广的原因之一。解决的方法主要应当注意两点。第一是针具质量要好,针刺前一定要对针具进行仔细检查,不要用针尖和针体有损伤的针具,最好是选用一次性针具。第二是针刺手法要娴熟。《标幽赋》中讲"左手重而多按,欲令气散,右手轻而徐入,不痛之因",只要操作者手法纯熟,针刺前再在针刺部位多加切按,一般都能明显减轻进针的痛感,有的甚至能够达到无痛或仅有轻微痛感。当然针刺手法的作用毕竟是有限的,但从临床体会而言,直径在 0.5 mm 以下的毫针基本都可以达到无痛进针的要求。其次粗针还有一个较为明显的不足就是容易出现晕针,这主要是由于患者本身对粗针的恐惧和一般粗针针感较为强烈引起的。如何解决呢? 一方面是在使用粗针时应尽量减少针刺的穴位,做到取穴少而精,尽量在一两针之内解决问题,不要过多地取穴和施以过强的刺激手法;另一方面,针刺之前不要使患者注意力集中在针上,所谓"背目沉掐,坐卧平而没昏";此外还需要注意的一点就是使用粗针进行补法操作效果较差,在进行"补虚"治疗时应尽量避免使用较粗的针具。

二、细针的特点

临床实际治疗中,高玉瑃还是以使用普通的细针为主,一般都选用直径在 0.3 mm 左右的毫针进行治疗,疗效非常满意。高玉瑃认为对于大部分疾病并不需要使用过粗的针具,直径 0.3 mm 的针灸针完全可以胜任。《灵枢·九针十二原》记载"毫针者,尖如蚊虻喙,静以徐往,微以久留之而养,以取痛痹"就是说对于一般的痛痹,毫针是完全可以起到治疗作用的。这里用"尖如蚊虻喙"来比喻毫针的粗细,可见古代的制针工艺并不落后。《标幽赋》中对毫针的描述是"虽细桢于毫发,同贯多岐",可见古代的毫针从粗细上应与现代的毫针相差不大,即使稍粗也到不了现在使用的圆利针的粗度。

目前的临床治疗中绝大多数同道还是主要使用较细的毫针,其原因主要有三。首先,细毫针针刺时容易达到无痛进针。近年来由于基本医疗条件的改善,人们对针灸疗法的接受程度有所下降,尤其是年轻人,多数都不愿意进行针灸治疗。究其原因主要有两点,一是惧怕针灸时产生的疼痛,二是担心针灸会伤元气。而细毫针在针刺时是非常容易做到无痛进针的,很多患者经过针灸治疗后发现针灸疗法不但疗效显著而且没有想象中的那么痛苦,这对针灸工作的开展是非常有利的。至于第二点,也恰恰是普通毫针的另一个优势,即不易出现明显的伤及患者元气的现象。高玉瑽认为,针刺疗法从大的方面看是偏于泻气的,针刺不当或长期针刺确有损伤患者气血的可能。但相对来说较细毫针由于刺激轻微、针眼较小,不易损伤患者气血,尤其是对于需要长期治疗的患者而言,这一点非常有意义。因此高玉瑽在治疗体质虚弱或需要长期治疗的患者时,多选用较细的毫针,并且在治疗时取穴较少,下针也较轻浅。曾见高玉瑽治疗一名胃脘不适的患者,患者为中年女性,因常年饮食无规律导致慢性胃炎,平时经常胃脘不适、纳差、腹满、失眠、便秘,曾于多处进行针灸治疗,但都由于治疗之后出现严重的疲劳感而未能坚持。高玉瑽根据其情况在治疗时选择较细的毫针,并且用穴很少,操作时手法非常轻巧,每次留针时患者都能舒服地睡一觉。该患者在高玉瑽处治疗 1 个多月,疗效显著,每次治疗后不但没有疲劳感而且精力充沛。针对此患者高玉瑽曾特别指出,如果使用较粗的针具、较重的刺激手法则很难达到如此的效果。

再次,普通毫针还有一个明显的优点就是在做补法时疗效要好于较粗的毫针。因为补法本身就要求刺入要轻浅,出针之后要闭合针孔,这些普通毫针非常容易做到。使用普通毫针针刺时,只要不有意地进行强手法刺激,患者一般多会感到针下舒适,即使有较为明显的针感,一般也较为轻松徐和,如此患者很容易放松,有利于气血荣养周身。高玉瑽在使用补法时本身手法就轻巧舒缓,再加之用针较细,一般患者都会有舒适感甚至能够达到安息静卧、似睡非睡的状态,这样起针之后患者多反映神清气爽、精力充沛。

当然普通毫针也有其不足之处,就是针体较细软、硬度较差。如果遇到一些肌肤较坚韧的患者,有时进针会出现一些困难,甚至会出现弯针现象。当针体过细,在一些肌肉丰厚的地方深刺时,如果患者出现突然且较为剧烈的体位变化,还有可能会出现折针、断针现象。因此高玉瑃一般情况下并不主张使用过细的毫针,而是依据针的长短选择直径在 0.25～0.35 mm 的毫针进行治疗,这样既安全又有效,患者痛苦还小。再有就是由于细毫针针体较细,在针刺到较深部位时,不容易控制针尖方向,因此在深刺时也应尽量选择直径在 0.3 mm 以上的毫针。这样不仅安全,而且还有利于各种针刺手法的施展。尤其一些较为复杂的复合手法比如烧山火、透天凉等,毫针过细很难做到位。还有一点需要注意,毫针越细,对操作者手下的功夫要求越高,因此医生要多加练习、反复实践才能应用得得心应手。

高玉瑃在临床中不但重视针刺手法,而且还很重视对针具的选择,这不仅表现在对不同类型的针具的灵活运用上,也表现在对不同型号的毫针的运用上。高玉瑃基本上都是因人因病选择针具的,这样不仅能获得最佳的疗效,还能将患者治疗时的损伤和痛苦降到最低。

第七节　学术传承　教学相长

燕赵高氏学术流派,是以高季培先生为创始人、高玉瑃为主要传承人的特色针灸学术流派。高季培(1908～1987),早年师从京津名医肖龙友、郭眉臣、王春园,尽得其传,擅长采用针灸治疗中风等内、外、妇、儿各科的常见病、多发病,疗效显著。曾任天津中医学院(现天津中医药大学)针灸教研组组长,附属医院针灸科主任。1969 年随校迁至石家庄,任河北新医大学(现河北医科大学)六二六门诊部(现河北省中医院)针灸科首任主任。其女儿高玉瑃,承袭父业,于 1960 年起从事针灸教学及临床工作。1979 年,前身为河北新医大学六二六门诊部的河北省中医院成立,高玉瑃任针灸科主任。1983 年高玉瑃任河北中医学院针灸系主任,与康锁彬、赵云生、张瑛诸位老师等精研经典,总结经验,初步形成了中风、面瘫、失眠、头痛、眩晕、痹病等疾病较为完善的治疗方案。1988 年康锁彬教授接任河北中医学院针灸系主任,与高玉瑃一起在总结高季培老师多年针灸临床经验的基础上提出"调督系列针法",并确定主要疾病的辨证论治原则。在高玉瑃的指导下,燕赵高氏流派学术影响逐渐扩大,以王艳君、崔林华等为代表的第三代主要继承人及邢军、谢占清、张丽华、崔立民、梁燕、李艳红、邢潇等数十名第四代继承人的研究团队,带领李朋朋、王晔博、韩一栩、刘威萍、李红奇、许水清、胡雨桐等研究生正在扩大临床研究范围,结合现代医学研究的手段与方法,不断总结治疗规律,优化诊疗方案,近3 年来撰写相关研究论文 60 篇,立项不同级别科研课题 10 项,获得科研奖励 5 项。

一、开设针灸门诊,继续临床工作

由于年龄的问题,高玉瑃离开了医院的工作岗位。在长达 40 年的临床工作中,由于许多经过高玉瑃诊治的患者口口相传,很多患者慕名找到高玉瑃,恳求进行针灸治疗。同时学生们希望她能够把临床经验传授下来,继续发挥老教授的传帮带作用。在许多热心人士的关心和支持下,高玉瑃欣然答应愿意继续为患者诊治,同时做好传承燕赵高氏学术思想的工作。高玉瑃在开设的针灸门诊中每周亲自为患者针刺、拔罐、艾灸等,以精湛的针灸技术、热心周到的服务、严谨求实的工作作风、一丝不苟的敬业精神,成为患者的贴心人。每天上午的门诊,高玉瑃从来都是提前到达诊室,指导学生整理诊室,准备针灸器具,做好应诊记录。对每一位患者,她都耐心倾听患者主诉,不放过任何与疾病相关的信息,根据辨证论治思路,确定疾病诊断,给予综合治疗方案,或针或灸,或针药并用。如果遇到诊疗效果不理想的患者,高玉瑃非常谦虚地和学生们一起分析原因,集思广益进行讨论,确定新的治疗方案。工作之余,高玉瑃也会讲述自己的亲身经历,经常告诉学生做人要诚实,要爱护每一位患者,治疗时要有好的技术,注意针灸选穴组方的原则、针刺时间的长短、下针的次序、留针出针的时间等注意事项,这样极大地提高了学生对于针灸治疗疾病的感性认识,学生们非常敬重高玉瑃。

二、认真总结整理,做好专病研究

在近 5 年的传承工作中,研究团队始终注重对老中医专病的经验整理,制定了高玉瑃学术继承调研表,从选穴处方、经验用穴、特色技术、理论依据和家传特色等方面进行全方位的调研,目前已经完成中风、眩晕、不寐、面瘫、头痛、小儿咳嗽、小儿疳积、小儿高热、痹病等 9 个疾病的调研工作。在《高玉瑃治疗中风病经验撷要》一文中系统总结了高玉瑃治疗中风病的经验:临床治疗时以调督通脑以平阴阳、调神机，滋水涵木以复精髓为指导原则，同时还需谨察气血盛衰，熟识穴性，辨证择时、选穴、组方，结合巨刺、缪刺，实现以针御神，以针调气，平调气血阴阳的目的；此外还须顾护脾胃功能，强调中风病身心同调，彰显治疗中风时谨察气血、平调阴阳、治病求本的学术思想和临床经验。而在眩晕的治疗中，《高玉瑃针灸治疗高血压病经验总结》一文论述了高玉瑃基于经络气血盛衰的理论，从肝、脾、肾论治高血压病，调和气血阴阳的学术思想；在临证时借鉴"逆针灸"的思想，审视气血，上病下取；辨证把握虚实，注重穴性的不同，或针或灸。如此协调阴阳，调畅气血，以达到"阴平阳秘"的治疗目的。对于不寐的治疗，《高玉瑃治疗不寐经验介绍》总结了高玉瑃调督安神针法治疗不寐的临证经验，此针法是燕赵高氏调督系列特色针法之一。高玉瑃认为，不寐是由于营卫失和、脾胃不调所致，故根据调整督脉镇静宁神、滋水涵木、调和心神、健脾和胃安神之本的选穴组方原则，从"督原同用，健脾和胃"论治不寐；在选穴处方上应用百会、神庭、中脘，调督为主，兼用任脉，意在调和营卫安神；应用心、肝、肾经之原穴滋水涵木，调和心神；应用天枢、中脘、阴陵泉健脾和胃，治病求本；并且讲究下针顺序、补泻手法、出针等特色针法，使选穴处方与特色针法相得益彰。高玉瑃针灸治疗面瘫有自己的治疗特色，《高玉瑃治疗面瘫经验撷要》就介绍了高玉瑃针灸治疗面瘫的临床经验与治疗特色。高玉瑃在临证取穴时重视阳明，从经筋、经脉、脏腑不同层次指导辨证取穴；推崇巨刺，补虚泻实；针刺手法轻浅徐缓，意在用针调气，泻健侧补患侧，损其有余而达到补其不足；注重留针时间，区分补泻。通过从阳明论治取穴、针刺手法、留针时间等关键因素入手治疗面瘫，达到使脾胃健运、经脉调和、气血调畅的目的，从而提高临床疗效。在治疗头痛的经验中,《高玉瑃教授针灸治疗头痛经验撷要》一文总结了高玉瑃针灸治疗头痛的临床经验:对于头痛的治疗应以祛邪止痛为要;辨证方面以经络辨证为主,并注重对足三阳经及肝经、肾经的调节;选穴组方时重视对后天脾胃功能的培固;提倡子午流注针法;重视针刺顺序与人体气机的配合;用针手法上,重视押手的功能及补泻时对刺激量和留针时间的把握,推崇呼吸补泻法。对于儿科疾病,高玉瑃在家传基础上结合小儿的生理病理特点,形成系统的治疗方案。如《高玉瑃教授治疗小儿咳嗽经验介绍》一文从辨证论治、选穴处方、预防调摄等多个方面较为详细地介绍了高玉瑃治疗小儿咳嗽的临床经验。高玉瑃治疗小儿咳嗽遵循调理肺气、宣肺止咳的选穴组方原则,通过运用子午流注针法,并善于针药结合来提高临床疗效。《高玉瑃教授治疗小儿食积经验介绍》一文也从辨证论治、选穴处方、预防调摄等多个方面较为详细地介绍了高玉瑃治疗小儿食积的临床经验。高玉瑃遵循消积导滞、调理脾胃的选穴组方原则,运用子午流注针法,并善于针药结合以提高临床疗效。《高玉瑃教授治疗小儿高热经验介绍》一文仍然从辨证论治、选穴处方、预防调摄等方面较为详细地介绍了高玉瑃治疗小儿高热的临床经验。其遵循泻热祛邪、调理脏腑的选穴组方原则,运用子午流注针法,并善于针药结合以提高临床疗效。此外,高玉瑃在治疗项痹方面具有匠心独运的思考,《高玉瑃教授针灸治疗项痹经验总结》从选穴组方、下针顺序、巨刺缪刺、脏腑辨证等关键因素入手,总结了高玉瑃针灸治疗项痹的临床经验。高玉瑃治疗项痹时重视对督脉和脾胃的调理,临证之时选取大椎、后溪振奋阳气,以通阳御邪蠲痹;配伍中脘、足三里以补益脾胃,运化痰湿,除着痹;兼用绝骨、阳陵以调补肝肾,壮骨柔筋益髓;

对于项痹发有急症时，选用劳宫、人中以通经活络，缓急止痛。

总之，上述的专病研究是在充分调研的基础上，采用问卷调研、门诊跟诊、团队集体总计的基础上形成的临床研究成果，均已经发表在不同期刊杂志上，同时也在不同级别的学术会议上进行交流，促进了学术研究。高玉瑃重视督脉和脾胃的调理，把握谨察气血、平调阴阳、治病求本的原则，讲究下针顺序、补泻手法、出针等，使选穴处方与特色针法相得益彰，形成调督系列针法，指导着针灸优势病种的临床实践。

三、凝练学术思想，提升诊疗水平

在总结高玉瑃多年临床经验的基础上，为提升临床诊疗水平，特梳理凝练燕赵高氏学术思想。高玉瑃十分重视督脉腧穴的应用，其选穴组方体现了家传的经验用穴特色，临证配穴时以督脉对穴为主、脏腑经络辨证为辅，逐渐形成"督脉对穴"的经典配伍。治疗不同疾病还须重视穴位组方、针法操作、留针出针等方面，构成调督理论的内涵和特色技法。除了重视督脉调整之外，调和脾胃思想也是其鲜明的学术特色。《李东垣重视脾胃对燕赵高氏调和脾胃针法的影响》一文阐述了燕赵高氏调和脾胃针法究其学术渊源应本于东垣的学术传承，也就是说燕赵高氏调和脾胃的学术思想与金元四大家之一李东垣的学术思想一脉相承。李东垣重视和强调元气的作用，指出元气之不足实由脾胃损伤所致，提出了"内伤脾胃学说"和"甘温除热法"等著名的观点和方法。同时他在针灸方面也有独到的见解和经验，这一点往往被人们所忽视。其实在他的著作《脾胃论》《内外伤辨惑论》《兰室秘藏》中有很多关于针法的记载。东垣的学术思想和针法特色对后世影响很大，当代燕赵高氏调和脾胃针法究其学术渊源应本于东垣,尽管学术传承了东垣重视脾胃的思想,但是又有针灸学术的特色内涵。《高玉瑃教授"调和脾胃"针法的经验总结》一文通过梳理燕赵高氏针灸学术思想,从选穴组方、调理脾胃入手,阐述了内伤杂病调和脾胃和外感疾病慎补脾胃的不同规律,同时提出时间针法和辨证施灸用罐等治疗特色,并从五个方面较为详细地总结了高玉瑃"调和脾胃"针法的经验。从东垣学术思想和针法特色入手,探究高氏调和脾胃针法的理论基础和针法特点,进一步理清学术脉络,提高针灸临床疗效的学术思想研究思路具有一定的创新性。针刺补泻和治神守神是针灸临床的关键问题,而针对治神与补泻的,《高玉瑃教授对〈内经〉"治神""补泻"的理解与临床应用经验》一文总结阐述了高玉瑃通过对《黄帝内经》的系统研究和多年临床实践总结"治神"与"补泻"的方法及原理,认为"治神"是各种针刺操作的基础,而补泻手法又是针刺疗法调节虚实治疗疾病的重要手段,此二者在针刺治疗中占有极其重要的地位。高玉瑃指出针灸治疗中要正确地"治神"和"补泻",而取得疗效的关键是要"志意和",因此不能忽视"治神"与"补泻"的关系和实践意义。有关下针顺序也是燕赵高氏特色技法的内涵之一,《高玉瑃教授关于"用针有序,调顺气机"的经验介绍》一文详细总结了高玉瑃针灸临床"用针顺序"的经验。高玉瑃认为在针刺治疗时,合理的用针顺序是针刺取效的关键,针对不同腧穴的施针次序,要实现气随针动以针领气的目的,并且依据不同病证的施针顺序,旨在因势利导调顺气机,而不同部位用针有序,以期达到调和气血、补虚泻实的目的。总之,应当根据患者病情和体质的差异,在正确选穴、手法适宜的基础上,把握疾病本质,制定用针顺序,实现调顺气机。针灸临床中,中医时间医学是具有优势和特色的学术思想,在充分调研的基础上撰写的《高玉瑃应用子午流注针法经验撷要》总结了高玉瑃应用子午流注针法的经验。在子午流注针法的理论来源上,高玉瑃认为其在理论来源上主要是依据《黄帝内经》,契合中医天人相应观,在疗效上如运用得当则确有良效。在子午流注针法的应用上,高玉瑃认为要因病制宜,灵活应用,并提出应用子午流注针法取得良效的关键除选择好适应的病证、把握好应用的时机从而创造证、时、穴三者相合的局面之外,还要精研经典,掌握子午流注针法的精髓并灵活应用才可达到预期的疗效。

总之燕赵高氏临证治疗时非常重视对督脉和脾胃功能的调节,针刺补泻手法不能忽视"治神"与"补泻"的关系和实践意义,实现补虚泻实的目的,具体操作中强调"下针有序,调顺气机",善用子午流注针法,以求穴证相合,这些都构成了燕赵高氏重视督脉、调和脾胃的学术思想的全部内涵,值得深入临床验证和实验研究。